Schöne Haare

Bildnachweis
Umschlagfoto: Richard Gardette
Fotos: S. 6/7 Pressebüro Andreas Karsten; S. 9 Stills, TelePress, Richardt Rosicka;
S. 10 puk-press; S. 11 Brigitte Reindl; S. 15/16/17 Le Coup/Gerhard Meir;
S. 18 Rex Features; S. 19 teutopress; S. 20 Star Press; S. 21 dpa/E.Elsner; S. 22 Daniel
Angeli & Frederic Garcia; S. 24/25 actionpress/Th.Meyer/Krause; S. 42/43/122 Wella;
Illustration S. 40/41 Beate Brömse.
Alle übrigen Fotos: Uli Mayer, Richard Gardette.

Midena Verlag, München 2000

Konzeption und Realisation: Maria Reidelbach
Gesamtgestaltung: Noëlle Thieux
Titelfoto: Richard Gardette
Make-up: Ingrid Steininger
Marketing: Ernst Schnarrenberger Kommunikation, Tutzing
Reproduktion: Repro Mayr, Donauwörth
Druck und Bindung: Egedsa, Barcelona
Printed in Spain

Wir danken der Firma Mondi, die uns ihre Kollektion zur Verfügung gestellt hat.

ISBN 3-310-00650-6

Schöne Haare

GERHARD MEIR

Künste und
Geheimnisse des
Starfrisörs

midena

Inhalt

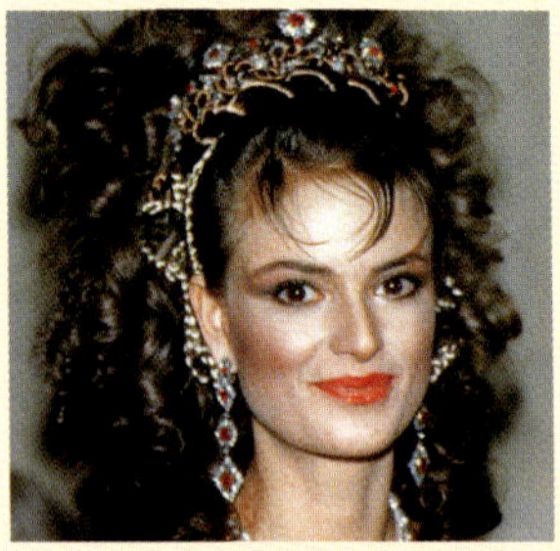

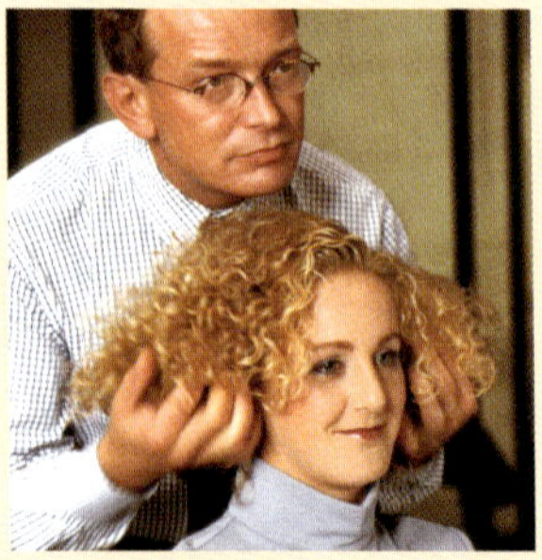

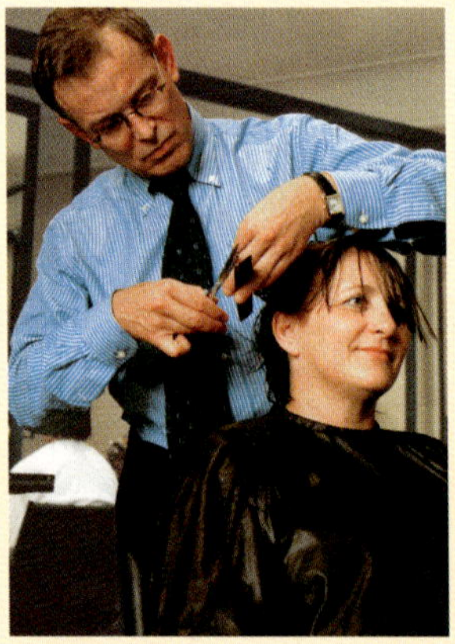

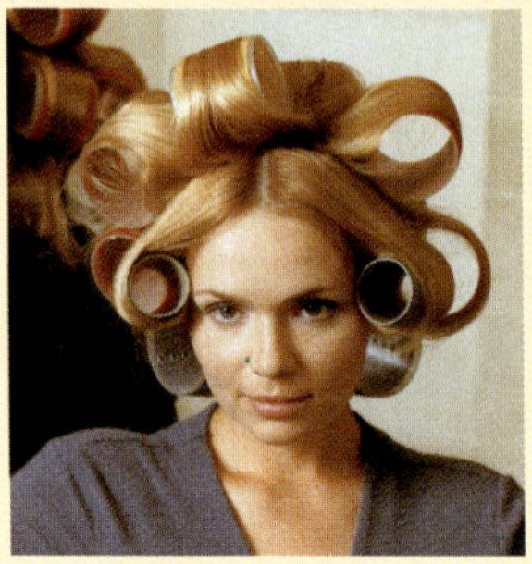

Vorwort

Eine schöne Frisur bringt Glanz in die Seele

Streit mit dem Partner, Ärger mit den Kindern, Probleme im Job. Und dann noch diese Haare! Am Hinterkopf steht ein störrisches Büschel zu Berge, und ins Gesicht hängen fettige Strähnen. Frau könnte sich „die Haare raufen“. Weder Haarspray noch Gel helfen, dieses unschöne „Etwas“ – man nennt es Frisur – in Form zu bringen. Von Selbstbewusstsein und Wohlgefühl fehlt jede Spur. Und von Freude am Leben kann wirklich auch keine Rede sein. Der letzte Ausweg aus diesem Dilemma: eine neue Frisur!

„Das kriegen wir schon hin“, sagt Gerhard Meir, weil er weiß: „Eine schöne Frisur kann die Seele aufhellen.“ Während der Coiffeur „ruck-zuck“ die Haare schneidet und dabei den Kopf der Kundin im Eiltempo in alle Richtungen wirbelt („Ich muss fühlen, wie sich zwischen mir und dem Haar eine Beziehung entwickelt“), hört er sich die Sorgen und Nöte an. „Jetzt bin ich nicht nur Frisör, sondern auch Seelenklempner“, bekennt der viel beschäftigte Figaro. Ist die Frisur dann perfekt geföhnt und gestylt, gefällt sich Frau wieder. Zufrieden lächelt sie Gerhard Meir zu, der sich mit „Super ist’s g’worden“ verabschiedet.

„Das Gesicht ist der Spiegel der Seele, die Haare sind der Rahmen dazu“, sagt Ronald Henss von der Universität Saarbrücken. Der Diplom-Psychologe beschäftigt sich intensiv mit dem Thema „Die Frau und ihr Aussehen“. Er weiß, dass der Eigenwert, das Selbstbewusstsein und das Wohlgefühl einer Frau in erheblichem Maße auch von den Haaren abhängen. „Gefällt sich die Frau mit ihrer Frisur, dann ist sie sich ihrer Wirkung auf andere sicher.“

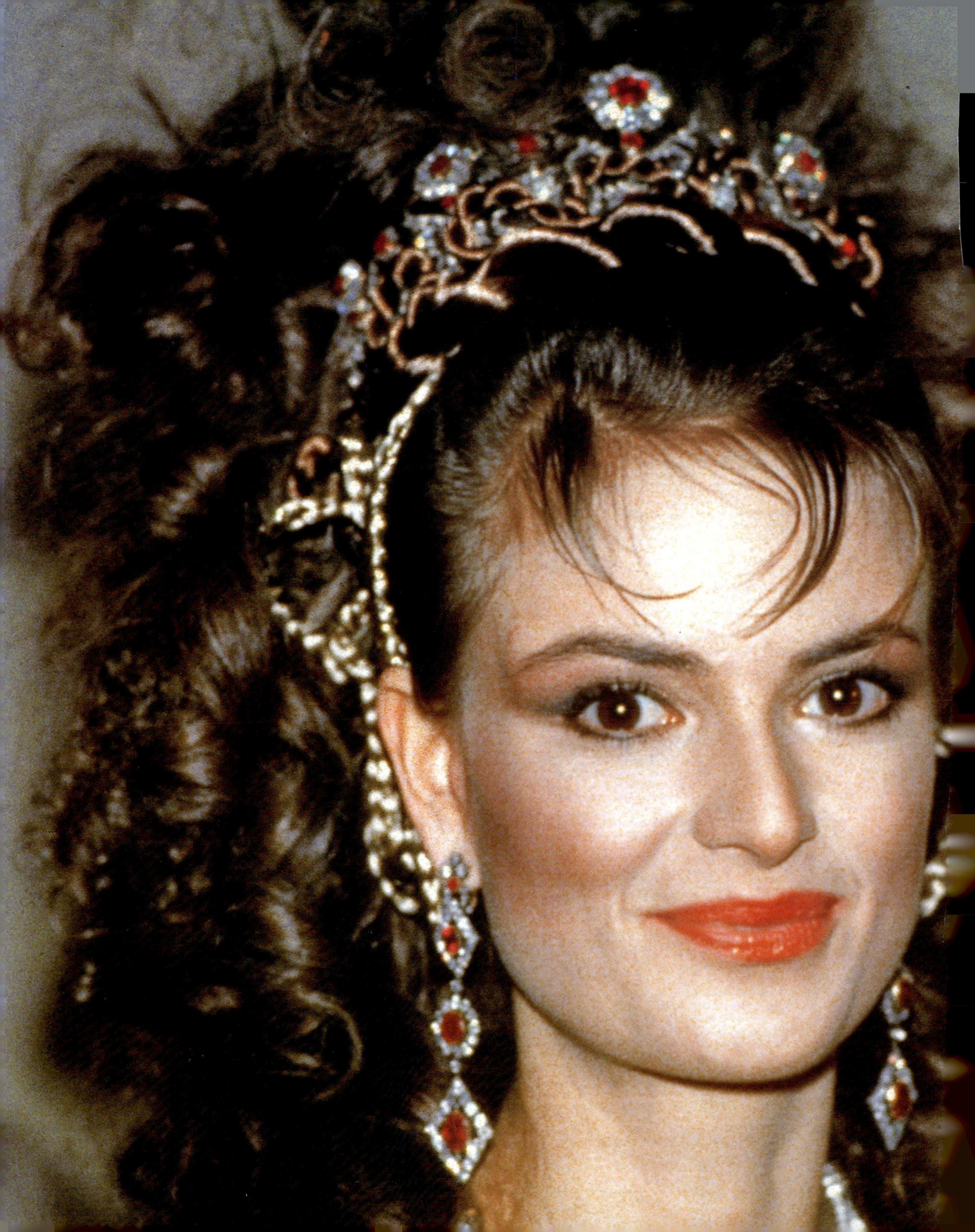

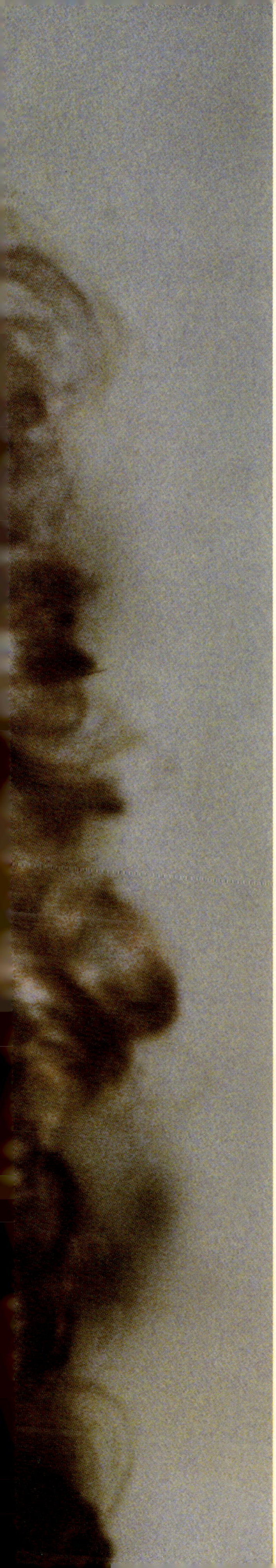

Glanz & Gloria

Er schaffte das, wovon andere nur träumen: Gerhard Meir gelang mit Glorias „Turmfrisur“ ein Coup, der ihn über Nacht zum berühmtesten Frisör Deutschlands machte. Seine Erfolgsstory ist einmalig, das Vertrauen der Promi-Frauen wohl auch.

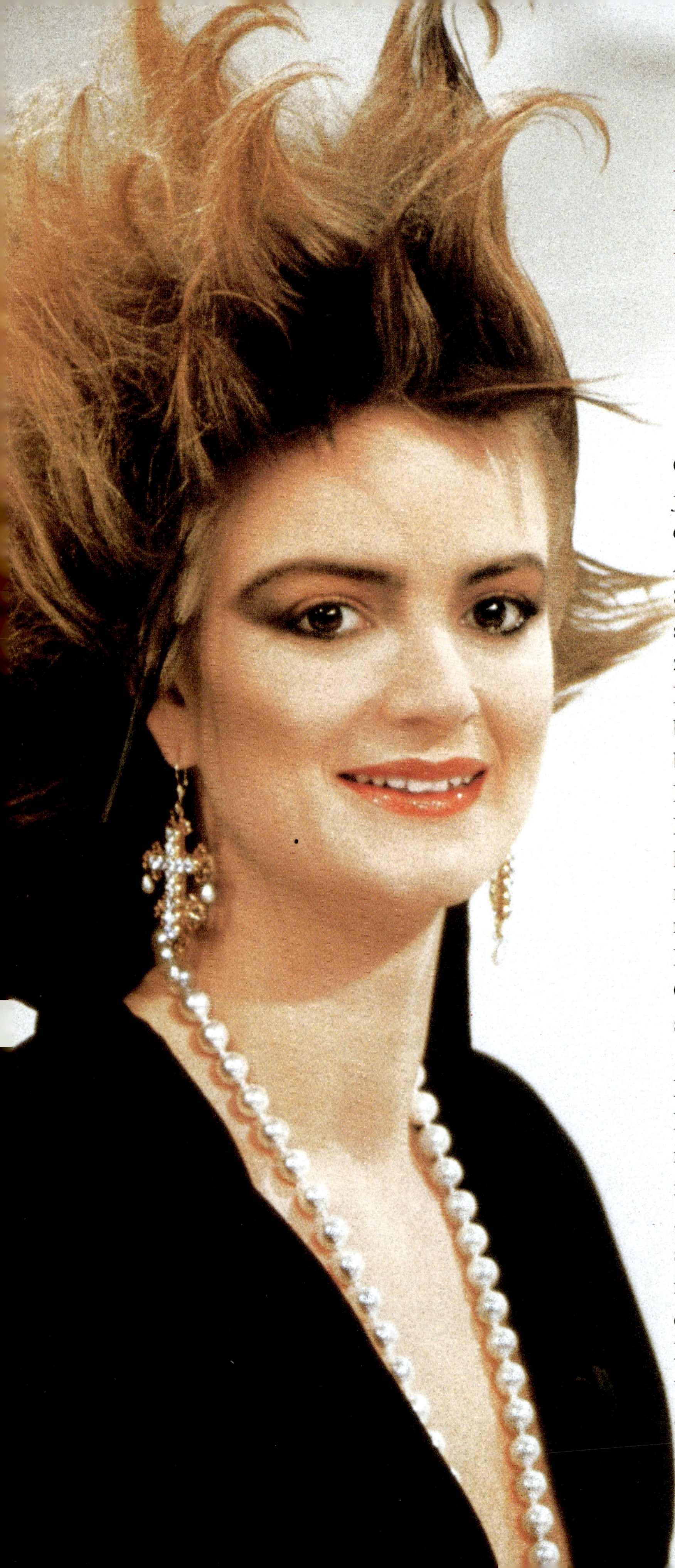

Der Hof-Frisör und die Fürstin

Gloria und ihr Frisör“, titelten die Gazetten landesweit. Die Nation war geschockt von Glorias ausgeflippter „Turmfrisur“. Und Gerhard Meir, noch nicht mal dreißig Jahre jung, avancierte über Nacht zum Mega-Star der deutschen Frisöre.

Auf den „Zufall“, wie Meir den Anfang der 80er Jahre gelungenen Coup nennt, hat er schon etwas warten müssen. Gloria war zuvor bereits jahrelang Stammkundin in Meirs erstem Salon in der Münchner Adalbertstraße. Da hieß sie noch Gräfin Schönburg und trug einen biederen Pagenkopf. Meir: „Diese Frisur passte damals zu ihr.“ Erst als Glorias Schwester Maja in Salzburg heiratete, äußerte die Fürstin den Wunsch nach einer verrückten Frisur. „Ich hatte Glorias Schwester zur Hochzeit gerade einen Haarschnitt geschenkt, da überraschte mich Gloria mit dieser ausgefallenen Nummer“, schmunzelt Meir.

Ein Schock für den Adel

Nichts leichter als das, dachte sich der Figaro. Er griff zu Haarspray und Gel und kreierte Glorias „Edelpunkfrisur“. Mit einem „Mäuschen, das ist wahnsinnig“, bedankte sie sich bei ihm. Glorias Frisur, damals noch als Neuauflage von Marie Antoinette, der Tochter von Maria Theresia und Ludwig XIV., gedacht, empörte den Adel. Hinter vorgehaltener Hand wurde mächtig getuschelt. Doch Glorias Mann, Johannes von

Thurn & Taxis, blieb gelassen und gab zu Protokoll: „Würde man meine Frau umdrehen, könnte man mit ihr den Hof der Residenz fegen." Als Exzentriker bekannt, verurteilte er den Geltungstrieb seiner Frau. „Insgeheim aber", so Meir, „genoss er den Auftritt mit ihr."

Das „verrückte Paar"

Das „verrückte Paar" – der Hof-Frisör und die extravagante Fürstin – gab fortan Interviews und freute sich über gemeinsame Fernsehauftritte. Gerhard Meir: „Am Anfang waren wir wie zwei Kinder, die sich in einer verrückten Welt ein bisschen größer machen wollten." Natürlich jeder auf seine Weise. Meir: „Ich wollte meinen Laden pushen, Gloria bewies Mut und gefiel sich in ihrer Rolle."

Glorias Wandel

Jahrelang standen die beiden im Rampenlicht: Die Punkfrisur brachte Gerhard Meir „Glanz mit Gloria". Als seine Durchlaucht, der fürstliche Gatte, schwer erkrankte, fand das Haarspektakel ein jähes Ende. Gloria musste sich plötzlich um die Verwaltung der Güter kümmern. „Als Managerin verordnete sie sich eine seriöse Frisur", sagt Meir. Inzwischen sind Glorias Frisörbesuche bei Gerhard Meir eher selten geworden. „Sie hat ja kaum noch Zeit", erklärt dieser. „Sie kümmert sich nur noch um die Kinder und den Betrieb."

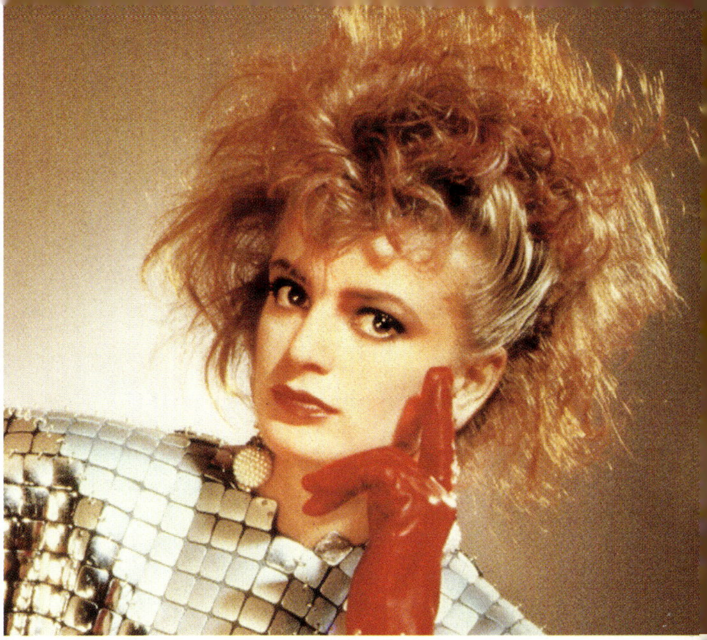

Extravagant: Passend zum glänzenden Outfit die schräg nach oben gestylte Frisur

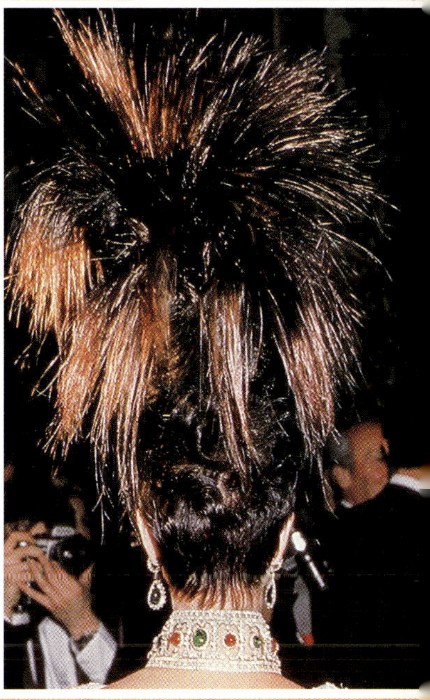

Ausgeflippt: Glorias Pfauenfrisur – einzelne dunkle Haarteile ineinander geknotet, in den Spitzen helle Strähnen

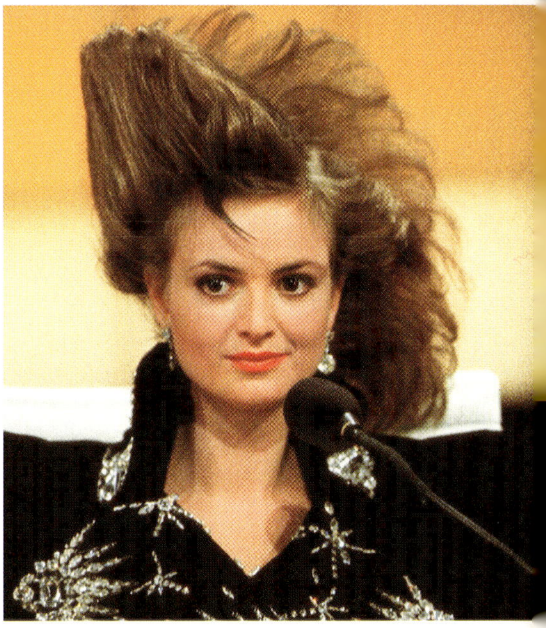

Bombastisch: Glorias „Windstoßfrisur" bei Thomas Gottschalk in „Wetten, dass...?". Die illustren Gäste schmunzelten, und das Publikum amüsierte sich köstlich

Ein Mann schneidet sich nach oben

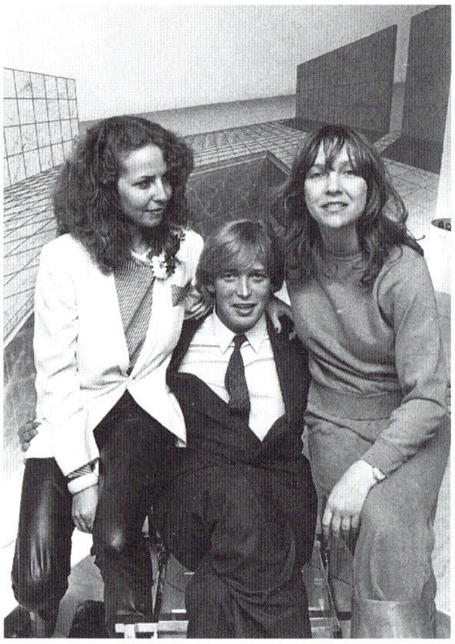

Gerhard Meir mit Michaela May (l.) und Gila von Weitershausen (r.) bei der Eröffnung seines ersten Salons in der Adalbertstraße in München

Le Coup" München - Hamburg - Berlin. Ein „schnittiges" Imperium, das sich Gerhard Meir (geboren 1955) in den vergangenen zwanzig Jahren aufgebaut hat. Ausgestattet mit Talent („Ich hab noch nicht mal die Meisterprüfung"), Ehrgeiz („Ich wollte schon immer so berühmt werden wie mein Vorbild, der ‚Frisurenpapst' Alexandre") und eiserner Selbstdisziplin („Ich stehe auch heute noch um halb neun im Laden") gelang dem „kleinen Meir", wie er sich selbst gern nennt, dieses Meisterstück. Bescheiden wendet er allerdings ein: „Ohne den Sigi, der mir den Rücken frei hält und sich um das Wirtschaftliche kümmert, hätte ich das nicht geschafft." Der Sigi, das ist Sigi Jortzik, Meirs Ex-Lebensgefährte und seit 21 Jahren sein Geschäftspartner. Als „ruhender Pol" ist er das Pendant zum hektischen Meir, der inzwischen zu Deutschlands berühmtestem Coiffeur (deutsch: Frisör) avancierte.

Der Promi-Liebling

Der Shooting-Star aus dem oberbayerischen Josefstal ist heute längst mit den meisten Prominenten per du, und auch die Medien haben ihn zum Liebling erkoren. „Mein Sprungbrett dazu war Michael Graeter", erinnert sich der Starfigaro. Graeter, damals Kolumnist der Münchner Abendzeitung, stieß 1988 während eines Elton-John-Konzerts in München auf den unbekümmerten Frisör. Frisch von der Leber weg sprach Meir ihn an: „Du brauchst einen anderen Haarschnitt. Frecher und nicht so brav." Dann gab er ihm die Adresse seines Salons in der Adalbertstraße in München-Schwabing. Graeter kam, war begeistert und berichtete fortan in seiner „LEUTE"- Rubrik über die Society-Auftritte von Gerhard Meir. Heute ist der Maestro nicht nur in TV-Talkshows ein gern gesehener Gast. Auch die bunten Blätter schreiben ausgiebig über den bayerisch-spitzbübischen Scharm, mit dem der Haarkünstler seine Promi-Kundinnen auf Partys verzückt. Dabei bleibt

> „Ich wollte schon immer so berühmt werden wie mein Vorbild, der Frisurenpapst Alexandre"

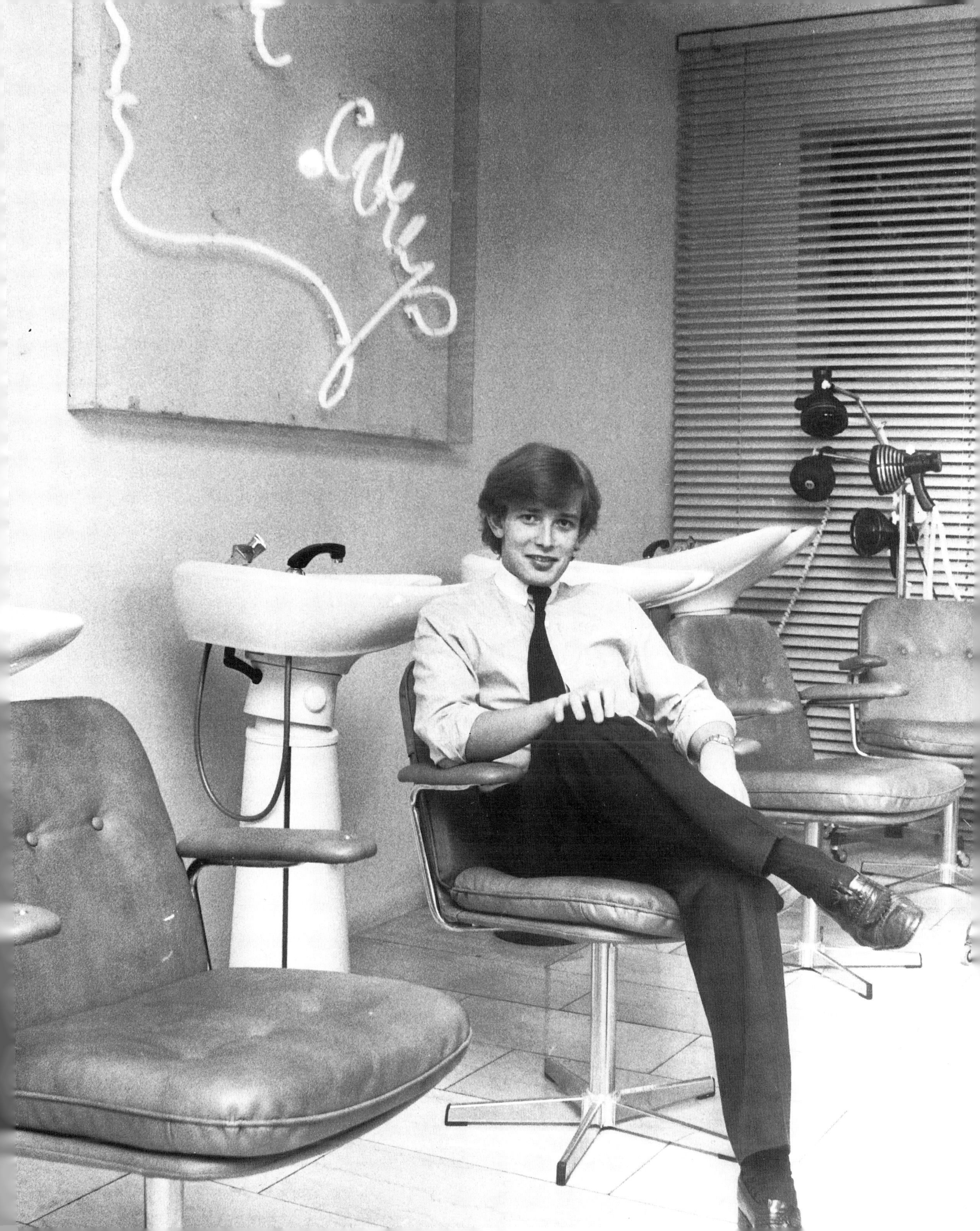

Ein Mann schneidet sich nach oben

„Ich musste kämpfen und war sehr bald auf mich gestellt"

natürlich auch sein Privatleben nicht im Dunkeln. Meir: „Das ist mir egal, damit kann ich leben."

Der Tausendsassa

Doch der umtriebige Bayer Meir lebt nicht nur in der Welt der Reichen und Schönen. Ehrgeizig baute und baut er sein Imperium immer weiter aus: 1990 hat er eine eigene Haarpflegeserie herausgebracht, seit 1997 schreibt er im „SZ-Magazin" (Beilage der Süddeutschen Zeitung) wöchentlich seine „Warenwelt"-Kolumne und seit einem Jahr gibt er die Meir-Zeitschrift „Le Coup" heraus. Jetzt will er auch noch einen eigenen Duft kreieren: „eine Mischung aus Rosen und Meer".

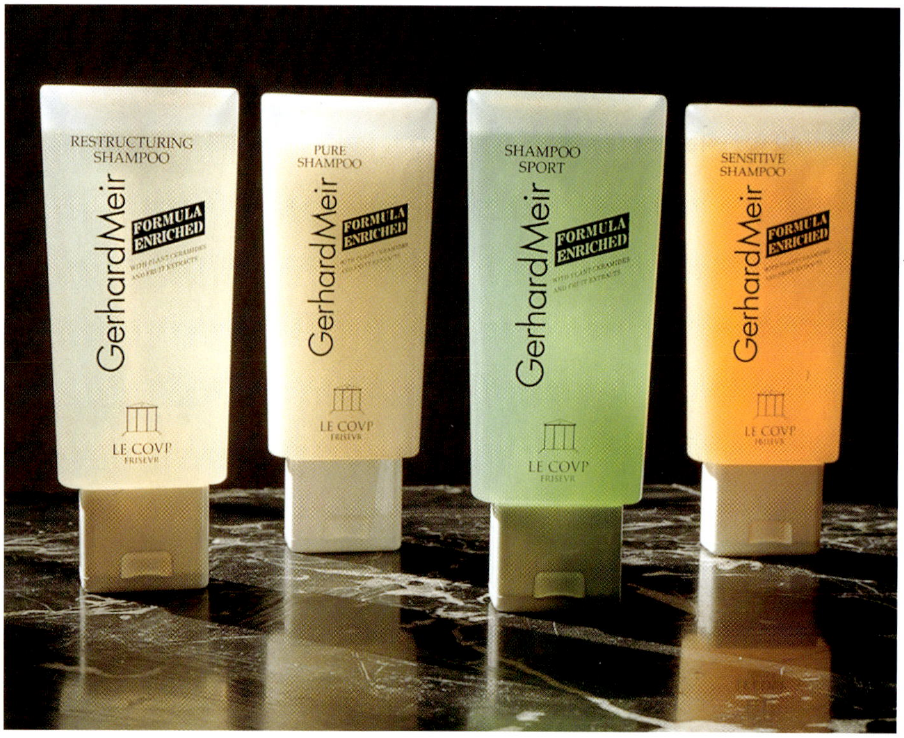

Vom Shampoo bis zum Styling-Gel: Die Gerhard-Meir-Produkte bestehen aus natürlich pflegenden Wirkstoffen, abgestimmt auf jeden Haartyp

Der Handwerker

Trotz dieser rasanten Karriere ist der Mann mit der flinken Schere auf dem Teppich geblieben. „Ich komme aus einem einfachen Elternhaus mit ausgeprägtem Familiensinn. Leider habe ich Vater und Mutter sehr früh verloren. Ich musste kämpfen und war sehr bald auf mich gestellt", begründet der Handwerker Meir seine Bodenständigkeit: Montag und Dienstag schneidet er in Hamburg, Mittwoch, Donnerstag, Freitag in München und am Samstag in Berlin. Sechs Tage in der Woche verschönert er seine Kundinnen mit seinem berühmten Zehn-Minuten-Schnitt.

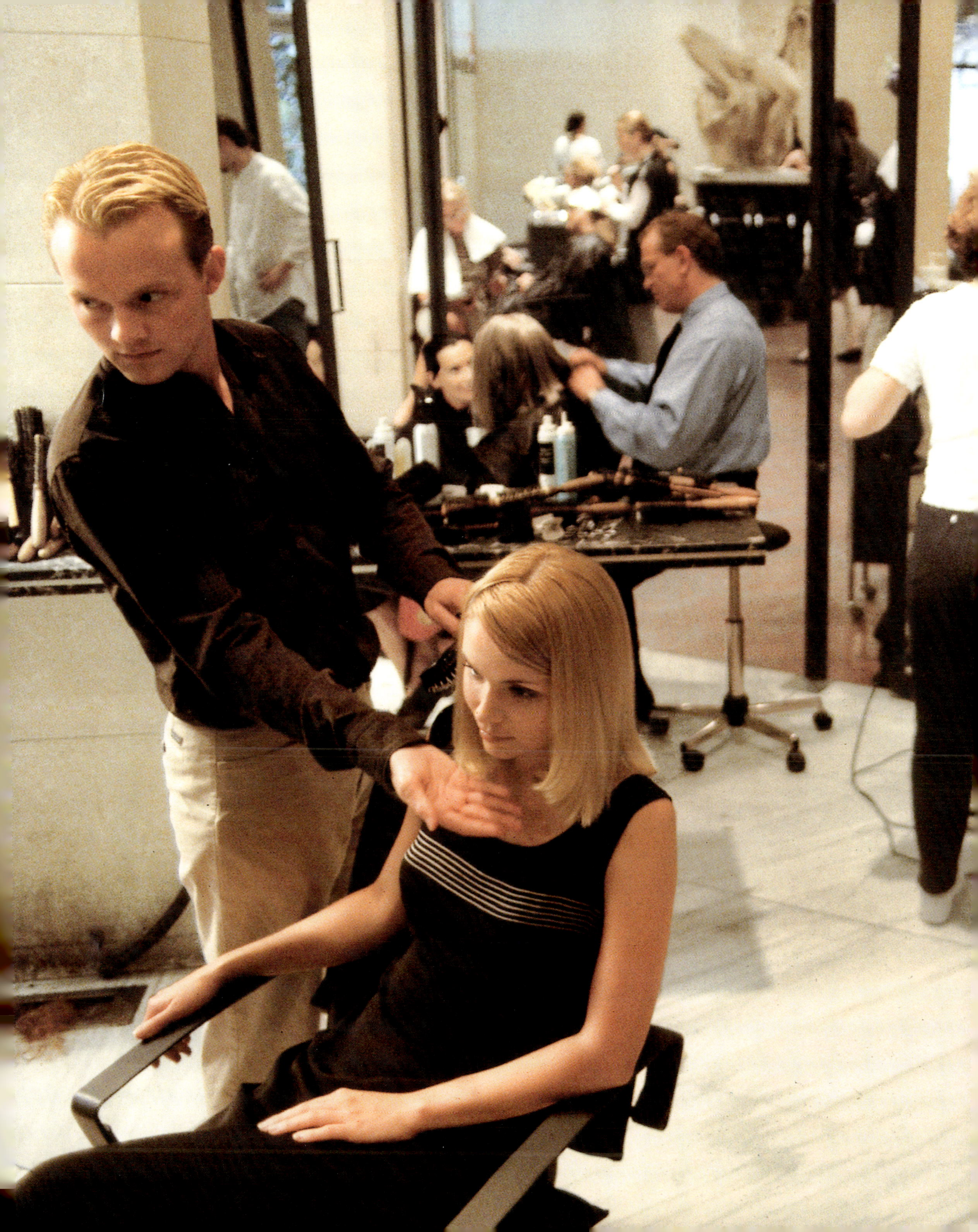

Ein Mann schneidet sich nach oben

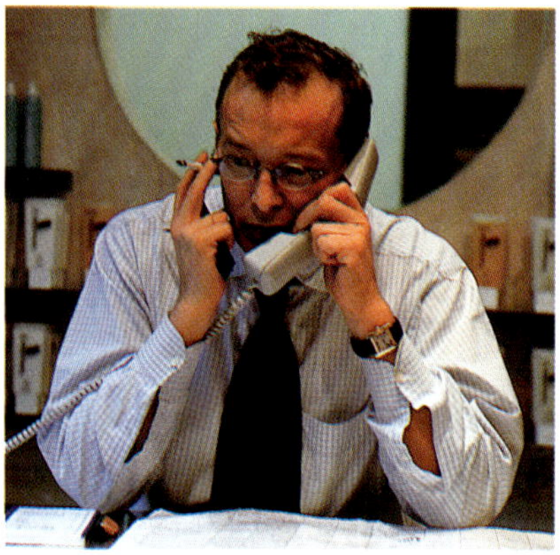

Trotz aller Hektik: Wenn Not am Mann ist, greift Gerhard Meir, hier in seinem Münchner Salon, auch mal selbst zum Telefon und notiert Termine. Meir vor seinem Münchner Frisuren-Tempel (r.)

Ein straffes Programm

Mit seinem Stammgeschäft, dem noblen Münchner Frisuren-Tempel, ist der Starfigaro gerade von der Theatinerstraße zum Promenadeplatz umgezogen. „Hier spiele ich den Dirigenten." Statt des Taktstocks, mit dem der legendäre Karajan einst seinen Musikern Höchstleistungen abrang, bringt Gerhard Meir seine Mannschaft mit einem preußischen „Zack-zack" auf Kurs. Der Terminkalender ist bis oben hin voll, ein straffes Programm will durchgezogen werden. Die Haare der Kundinnen müssen gewaschen, gefärbt oder gesträhnt und natürlich geschnitten werden. Und beim Schneiden ist Gerhard Meir in seinem Element: „Da kann ich gestalten, kreativ sein."
Das Föhnen überlässt der Schnittkünstler – bis auf wenige Ausnahmen – inzwischen seinen Frisören. Doch beim „Finish" ist er wieder zur Stelle. Gekonnt zupft er der Kundin einige Strähnen ins Gesicht, sagt „Supper" und hastet in dem mit Granit, Lichteffekten und vielen Spiegeln ausgestatten Salon zur nächsten, schon ungeduldig auf ihn wartenden Kundin.

”

In Hamburg bin ich der Teamchef, doch Chefmanieren brauch' ich nicht

”

Das hanseatische Understatement

Weniger Hektik und leisere Töne sind im Hamburger „Le Coup" zu spüren. Schon das Ambiente des Salons im edlen Hotel „Atlantic" unterscheidet sich von der feinen Adresse in München. Der Blickfang: eine schlichte, weiße Säule. Sie passt zu dem kühlen Understatement der Hanseaten ebenso wie der dezente, graue Marmor, der Boden und Wände ziert. „Hier bin ich der Teamchef", sagt Meir, „doch Chefmanieren brauch' ich nicht." Meirs Mannen funktionieren wie ein Uhrwerk. Und das gefällt den Hamburger Kundinnen. Im Gegensatz zur Münchner „Bussi-Bussi-Kundschaft" sind die „Nordlichter" meist beruflich stark engagiert. „Viele sind selbstständig arbeitende Frauen. Die kommen rein und wollen schnell wieder fertig sein." Dem „Scherenmeister" kommt diese Mentalität durchaus entgegen.

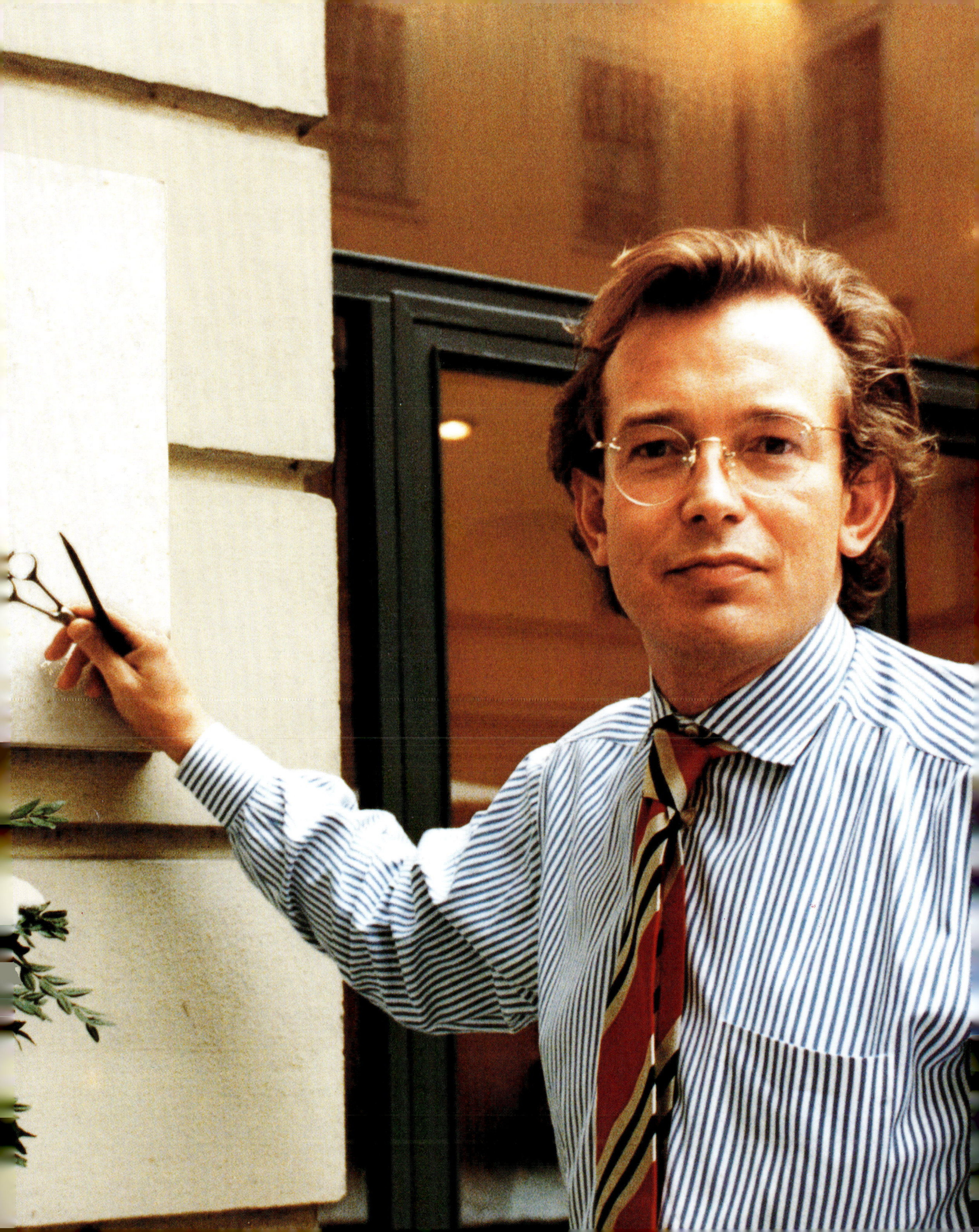

Ein Mann schneidet sich nach oben

„
Leider gehört oft nicht mal der Sonntag mir
"

Erfolg hat seinen Preis

„Hier tobt das Leben, und ich bin dabei", jubelte Gerhard Meir bei der Eröffnung seines Berliner Salons im Sommer 1997. Auf 115 Quadratmetern hat er sich im geschichtsträchtigen Hotel Adlon, das schon früher Filmstars und Adelige beherbergte, modern eingerichtet. Der Fußboden ist mit Kopfsteinpflaster ausgelegt. Blickfang: eine übergroße Vase. „Der Laden wurde uns angeboten. Da mussten wir zugreifen", erinnert sich Meir noch heute an die hektischen Vorbereitungsarbeiten. Und: „Bei dem Gedanken, wie ich auch diesen Salon noch schmeißen soll, bin ich fast weggeschnappt." Kaum zu glauben, dass es der Promifrisör dennoch schaffte. Er engagierte ein erstklassiges Team (drei Frisöre und zwei Assistenten) und opferte seinen bisher meist freien Samstag. „Jetzt flieg' ich da halt immer nach Berlin." Dann zelebriert er seinen unverkennbaren Schnitt den Kundinnen aus Kultur und Politik, hält ein „kleines Schwätzchen" und hofft auf Ruhe am nächsten Tag, um sich erholen zu können. „Leider gehört oft nicht mal der Sonntag mir", klagt der Tausendsassa mit etwas Wehmut in der Stimme. Gleichzeitig aber zahlt der Barbier von Bavaria für seinen Mega-Erfolg gern diesen Preis: „Wenn mich die Claudia Schiffer anruft und sagt, sie braucht mich, dann komme ich." Ebenso präsentiert sich Gerhard Meir den adeligen Kreisen: „Heiratet da eine Fürstin oder Prinzessin, bin ich stolz, wenn ich die Hochzeitsfrisur machen darf." Umständliches Protokoll gibt es dabei für den Starfrisör nicht: „Ich red', wie mir der Schnabel gewachsen ist." Nur einmal wurde Gerhard Meir nervös: „Ich sollte die Haare von Königin Silvia stylen. Da hab' ich mich vorher beim Protokollchef erkundigt, wie ich die schwedische Königin anreden soll."

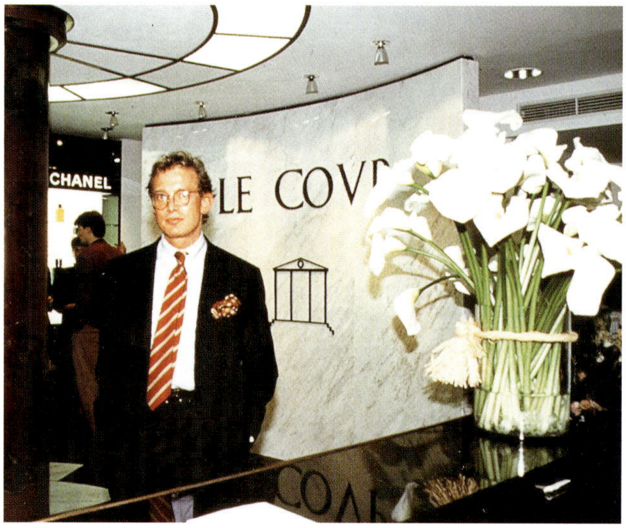

Stolz präsentiert sich der Starfigaro vor seinem „Le Coup"-Logo

Vita Gerhard Meir

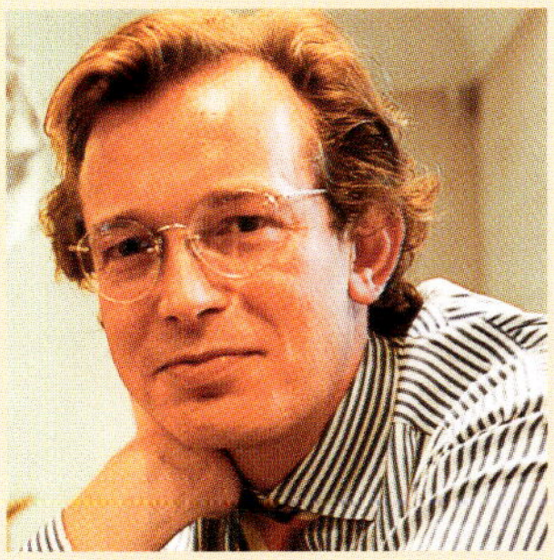

Person:
Gerhard Meir wurde am 4. August 1955 im oberbayerischen Josefstal (ein Ort zwischen Schlier- und Spitzingsee) als Zweiter von vier Brüdern geboren. Sein Vater, Besitzer eines Sanitärbetriebs, verunglückte 1965 bei einem Autounfall tödlich. Meirs Mutter starb 1975.

Beruf:
Anfang der 70er Jahre: Frisörlehre im Salon Frank, München-Schwabing. In London: Vidal Sassoon.
Danach: Maurice Frank, Paris.
Mitte der Siebzigerjahre: Angestellter im Salon „Evi“ in München-Neuhausen.
Dann: Mara Cromer (MCM) in München-Schwabing.

Selbstständig:
München: „Le Coup“ in Schwabing, Adalbertstraße, Eröffnung: 1978.

Umzug in die Theatinerstraße 1985.

Umzug an den Promenadeplatz 12: Januar 2000.

Hamburg: Seit 1991 „Le Coup“ im Hotel „Atlantic“.

Berlin: Seit 1997 „Le Coup“ im Hotel „Adlon“.

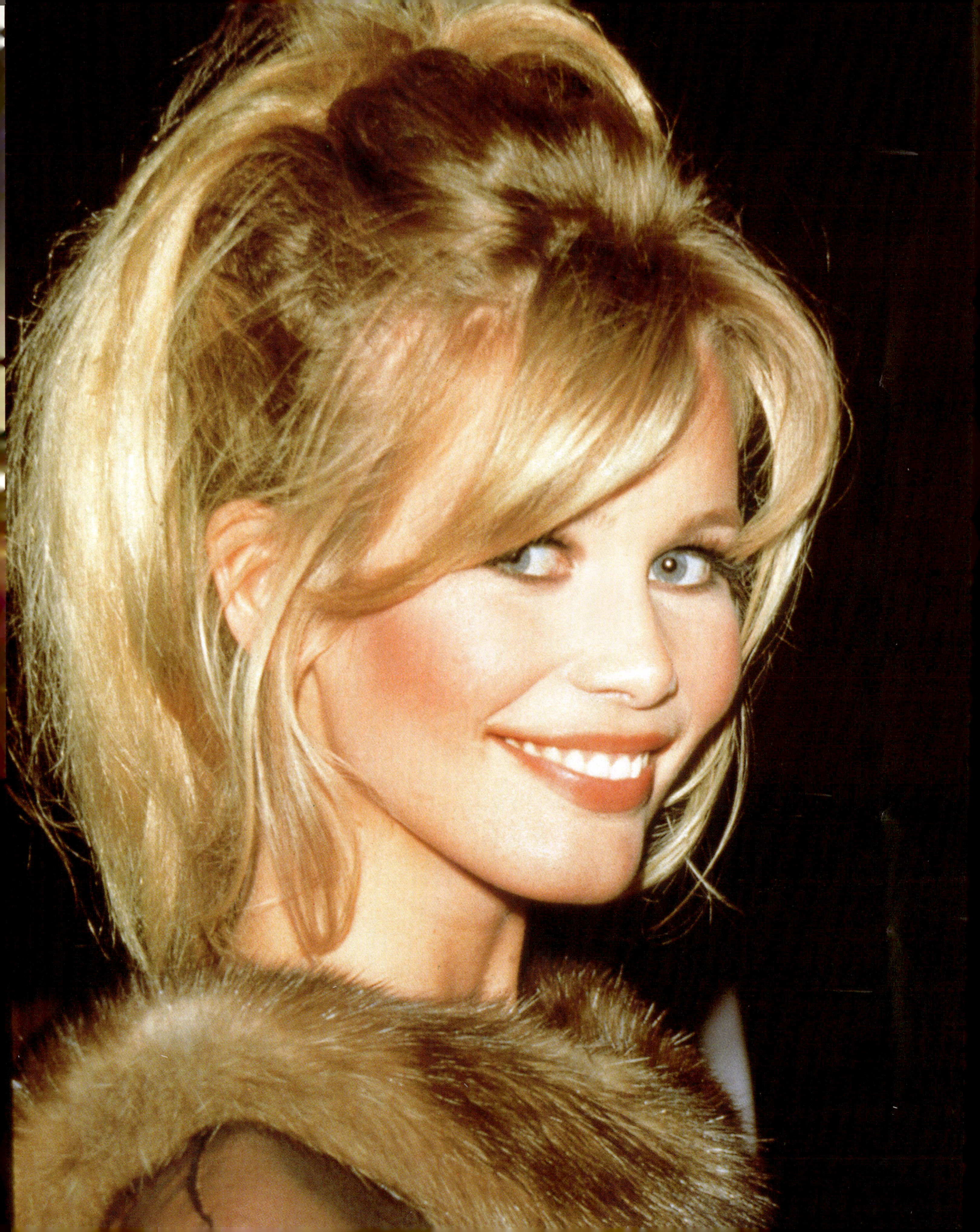

Claudia Schiffer

Claudia Schiffer in Abendrobe mit Hochsteckfrisur (l.). Im kleinen Schwarzen mit der typischen Löwenmähne (u.) strahlt die schöne Claudia Schiffer noch heute von vielen Werbeplakaten

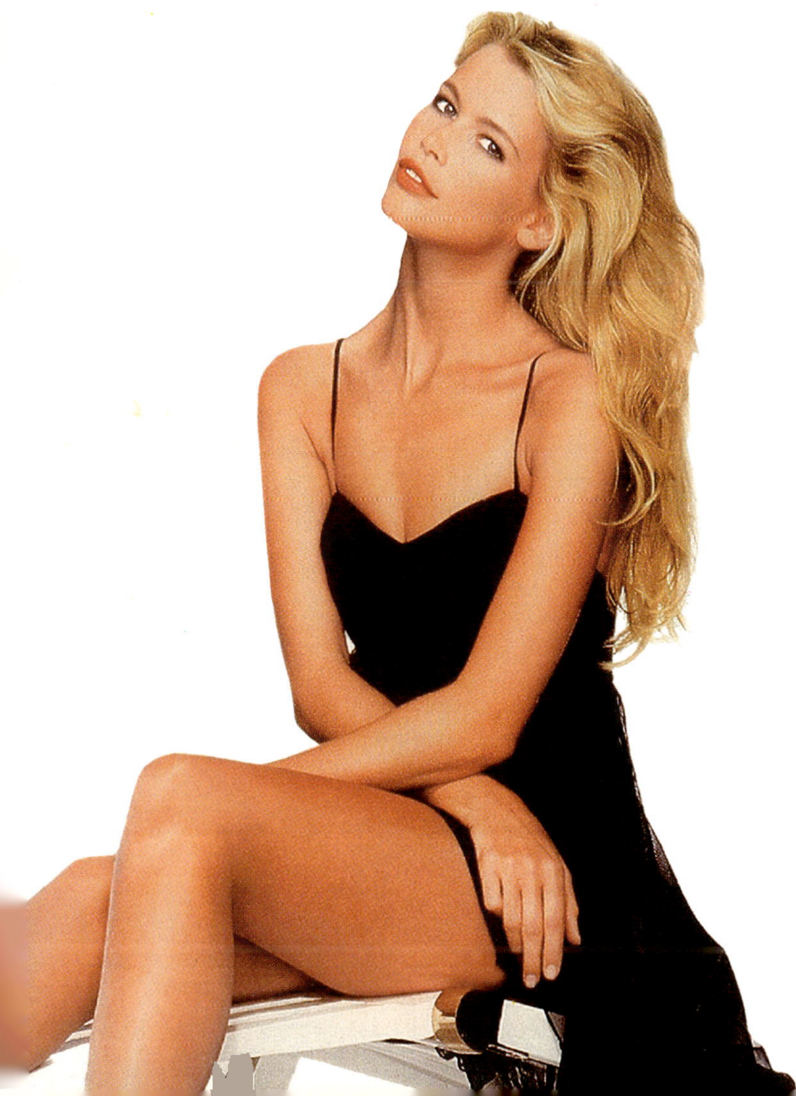

Anfang der Neunziger war sie das teuerste Model der Welt, und noch immer strahlt ihr Gesicht von vielen Werbeplakaten. Die Rede ist von Claudia Schiffer – Maße: 90-62-90. 1970 in Rheinberg bei Düsseldorf geboren, wurde sie als 17-Jährige in der Düsseldorfer Discothek „Checkers" entdeckt. Es folgten Probeaufnahmen in Paris. In der Werbe-Campagne für Guess-Jeans auf Brigitte Bardot gestylt, gelang 1989 der Durchbruch: Modezar Karl Lagerfeld engagierte die Blondine 1990 für seine Chanel-Kollektion. Zwei Jahre später war Claudia Schiffer das teuerste Fotomodell der Welt. Sie schmückte die Titel von Hochglanz-Illustrierten und kassierte überall Höchstgagen für Werbeverträgc.

Sieben Jahre dauerte die erfolgreiche Zusammenarbeit mit Lagerfeld. In dieser Zeit und vor ihrer spektakulären Verlobung mit dem Zauberkünstler David Copperfield (1994 in der Karibik) lernte Gerhard Meir das Topmodel kennen: „Mitte 1993 stylte ich ihr in Düsseldorf zum ersten Mal eine Löwenmähne." Obwohl sich Claudia Schiffer inzwischen vom Laufsteg verabschiedet hat, ist sich das „Meir/Schiffer-Team" bis heute treu geblieben. Meir: „Claudia steht nach wie vor im Rampenlicht, doch heute als Businessfrau." Im Otto-Katalog stellt sie ihre eigene Mode vor. Und als coole Blondine, kaum geschminkt und mit glatter Frisur, präsentiert sie die Joop-Kollektion.

Gila von Weitershausen

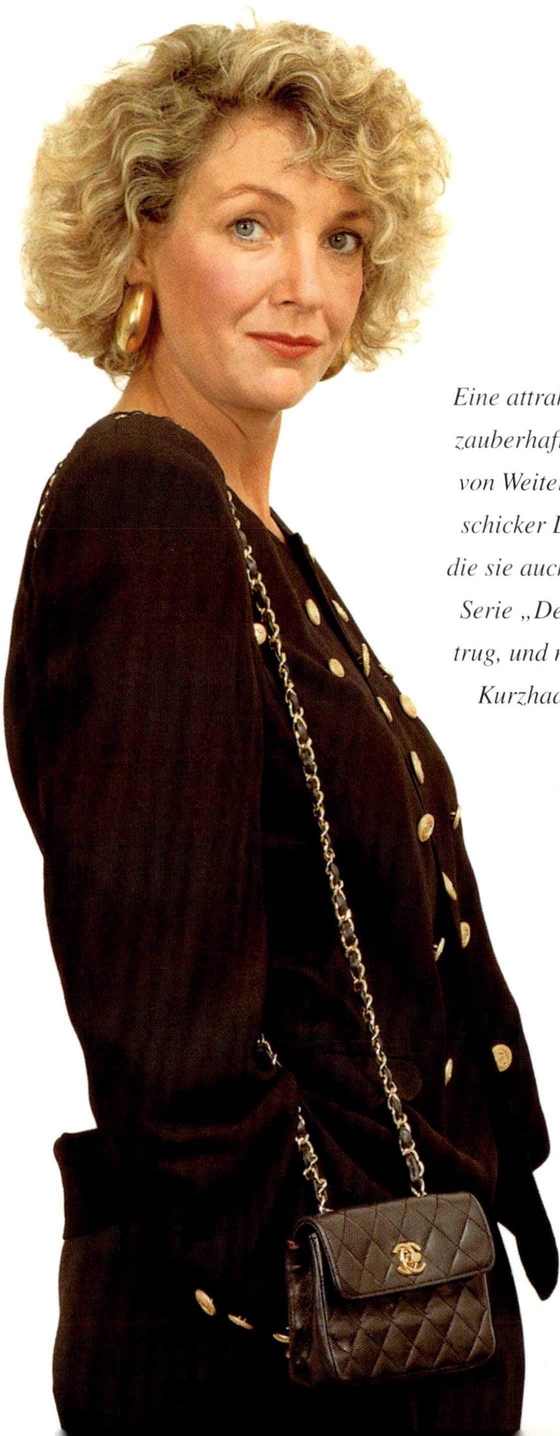

Eine attraktive, schöne, zauberhafte Frau: Gila von Weitershausen mit schicker Lockenfrisur, die sie auch in der ZDF-Serie „Der Landarzt“ trug, und mit moderner Kurzhaarfrisur (r.)

Der Film „Engelchen oder Die Jungfrau von Bamberg“ war ein Riesenerfolg. In dem freizügigen Streifen mimte Gila von Weitershausen 1967 ein fränkisches Provinzmädchen, das in der Großstadt München seine Unschuld verlieren will. Das Thema passte zur rebellischen 68er-Generation, zu der auch die Weitershausen gehörte.

Jahre später machte sie anspruchsvolle internationale Filme mit namhaften Regisseuren und Stars: Jean-Paul Belmondo, Michel Piccoli und Jeremy Irons zählten zu den bekannten Darstellern, mit denen die Freifrau von Weitershausen, wie sie richtig heißt, drehte.

Auch das deutsche Fernsehen buhlte um die Gunst der Schauspielerin. In Krimiserien wie „Derrick“ und „Der Alte“ bewies sie ihr Können. In „Der Landarzt“ (ZDF) und in „Liebe auf Bewährung“ (ARD) überzeugte sie als Serienstar.

Gila von Weitershausen: „Gerhard Meir lernte ich 1977 bei Mara Cromer (MCM) kennen. Ich schätze seine Spontaneität, Neugierde und Diskretion.“ Die Schauspielerin, in zweiter Ehe mit dem Arzt Hartmut Wahle seit 1994 glücklich verheiratet, lebt in München und am Wochenende meist in ihrem „Paradies“ am Chiemsee.

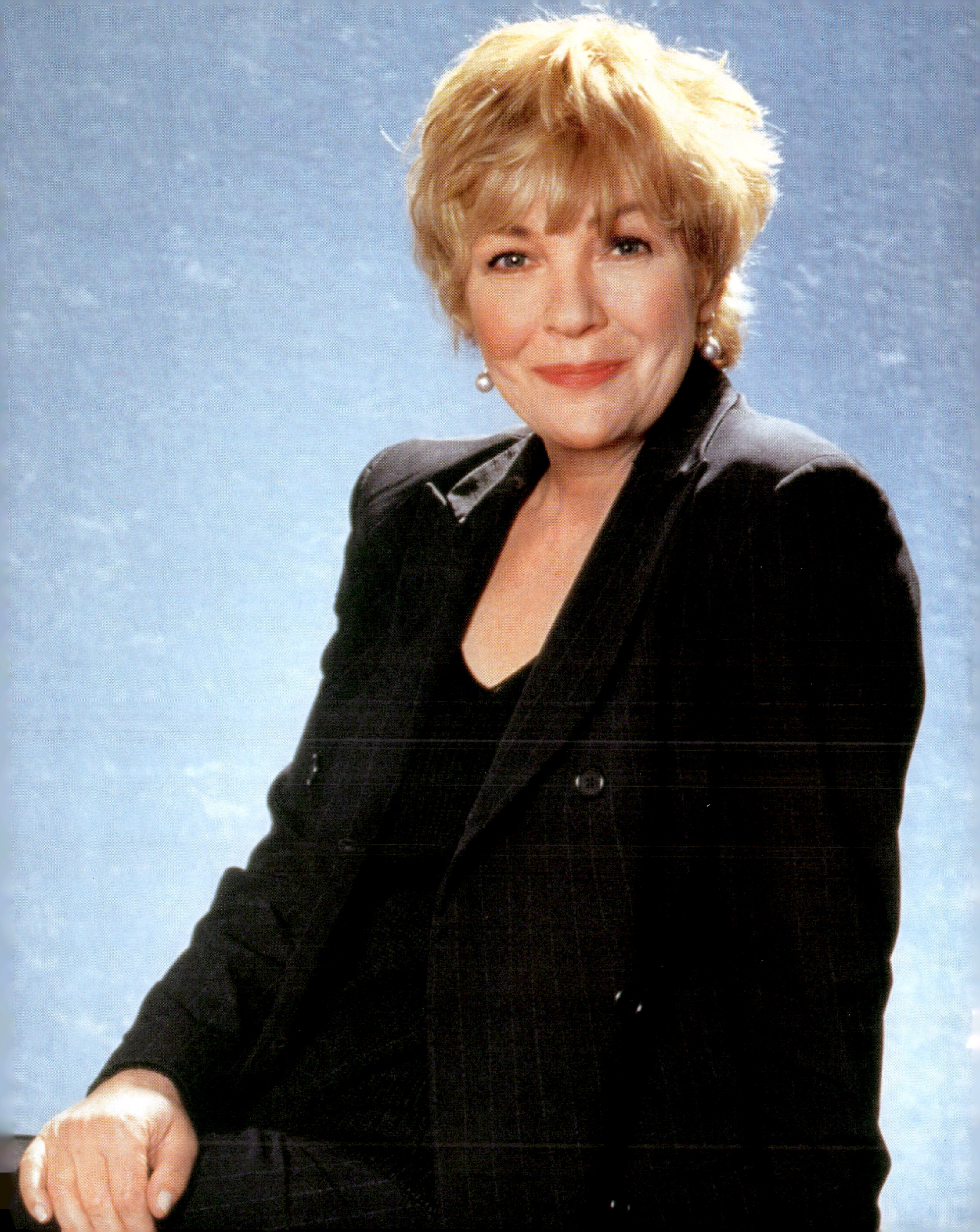

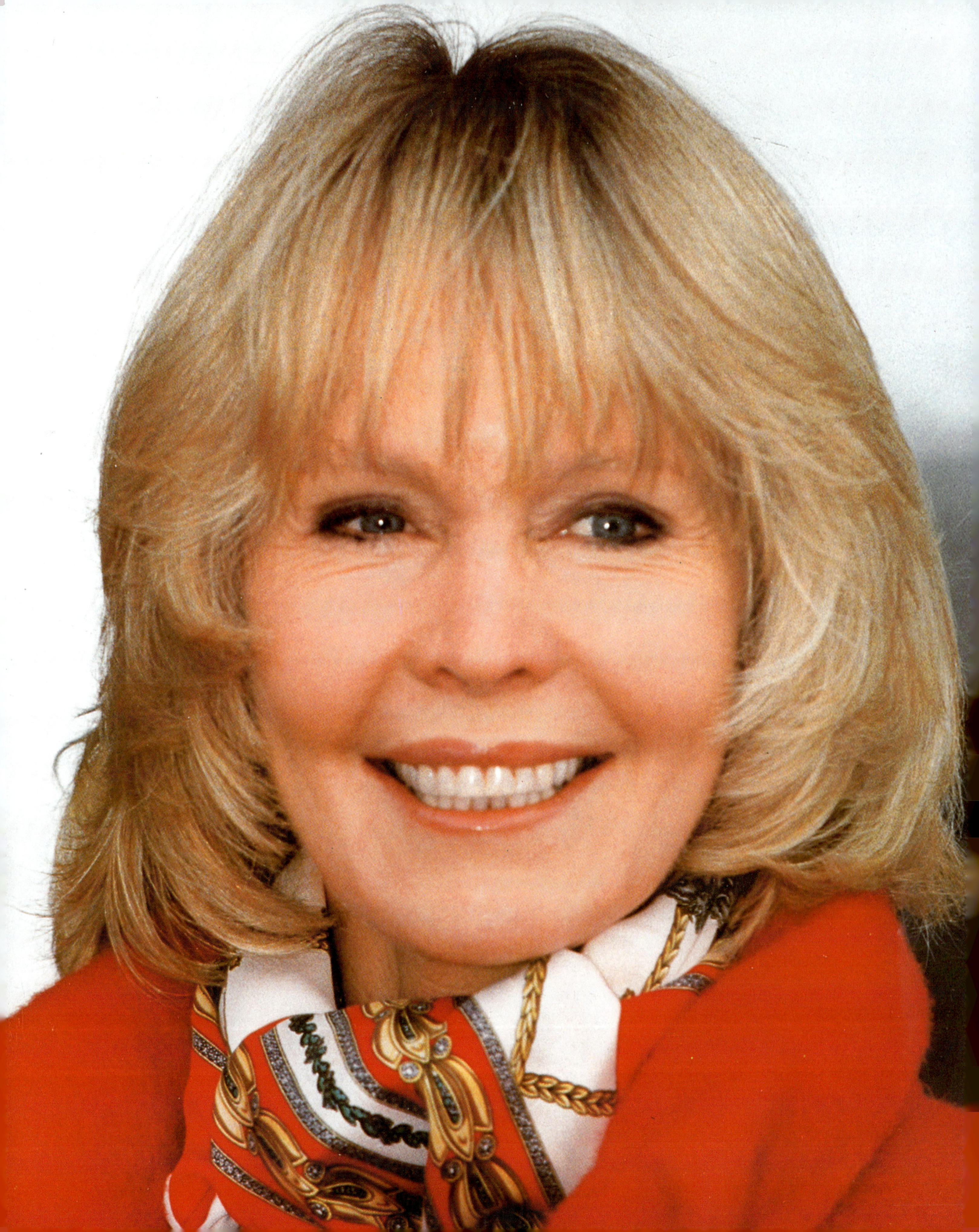

Mirja Sachs

Sie war gerade mal 25 Jahre jung und ein gefragtes Model. Da änderte sich das Leben der schönen Schwedin Mirja Larsson blitzartig: Auf einem Flug von Paris nach Rio de Janeiro begegnete ihr der damalige Playboy Gunter Sachs, den sie 1969 heiratete.

Nun lebt sie schon mehr als dreißig Jahre glücklich an seiner Seite. Obwohl die Sachs-Familie überall auf der Welt schöne Häuser besitzt, wohnt sie seit über zehn Jahren eher zurückgezogen in ihrem Tiroler Landhaus in der Nähe von Walchsee. Sohn Christian Gunnar, den Mirja mit 28 Jahren bekam, kommt oft zu Besuch. Der Zweitgeborene, Alexander („Halifax", 17), geht hier zur Schule, Ehemann Gunter (67) erholt sich in der Ruhe der Bergwelt, wenn er am Abend aus seinem Fotostudio oder von Reisen kommt. Und Mirja (56) findet viel Kraft in der Natur.

Seit 1987 gibt es die Mirja-Sachs-Stiftung, eine gemeinnützige Einrichtung, in der sich die Schwedin für notleidende Kinder in aller Welt engagiert. Sie sammelt Spendengelder und setzt sie schnell und unbürokratisch ein.

Ihre regelmäßigen Besuche in München nutzt sie auch mal für einen Frisörbesuch bei Gerhard Meir. „Ich kenne Gerhard beinahe so lange wie München. Ich schätze seine liebenswürdige, scharmante Art, den Profi und Tausendsassa."

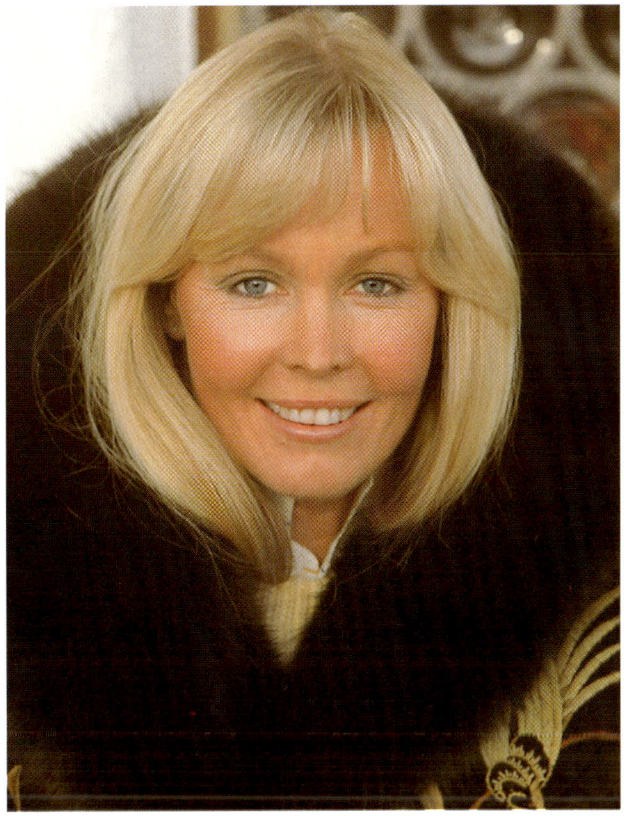

Die bildhübsche Schwedin Mirja Sachs mit den unverkennbaren halblangen blonden Haaren: „Die ideale Frisur für dieses Gesicht und diese Frau", sagt Gerhard Meir. In seinen Münch-ner Salon kommt sie auch heute noch zum Schneiden und Föhnen, wenn es ihre knapp bemessene Freizeit zulässt

Michaela May

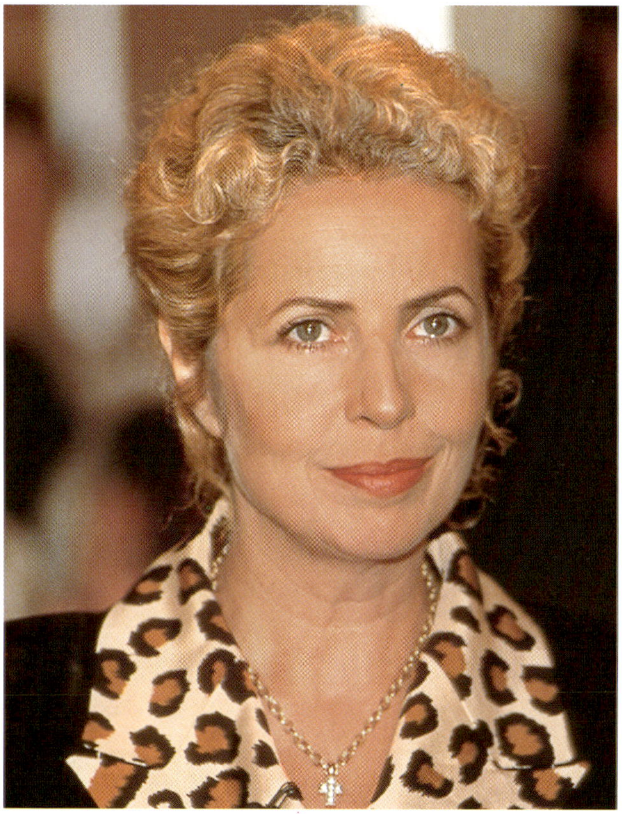

Mit strenger Kurzhaarfrisur und zurückhaltender Mimik (o.) ist die Schauspielerin Michaela May den Fernsehzuschauern und Fans weniger bekannt. Mit strahlendem Lächeln und naturgelockter, leicht gesträhnter Mähne (r.) bezauberte die Ehefrau und Mutter in vielen komischen und ernsten Rollen

Eigentlich heißt sie Gertraud-Michaela Mittermayr und hat neben der Schauspielerei den ganz normalen Beruf einer Erzieherin gelernt: Michaela May.
Ihre ersten Rollen in den 1965 gedrehten Filmen „Onkel Toms Hütte" und „Heidi" machten das „Münchner Kindl" schnell zum Star. Zum Durchbruch verhalf ihr der Münchner Regisseur Helmut Dietl 1974 in der TV-Serie „Münchner G'schichten". Danach konnte sie sich vor Angeboten in Fernsehfilmen und -krimis nicht mehr retten.
Die vielseitige Schauspielerin – auch auf der Bühne zu Hause – ist seit 1980 mit dem Münchner Anwalt Jack Schiffer verheiratet und Mutter von zwei Töchtern (Alexandra und Lilian). Engagiert setzt sie sich für Kinder ein, die an Mukoviszidose (eine erbliche Stoffwechselerkrankung, die früh zum Tod führt) leiden.
Michaela May: „Gerhard Meir wurde mir von einem Frisör empfohlen. Ich war schon Kundin in seinem Salon in der Adalbertstraße." Bis heute ist ihm die Schauspielerin treu geblieben – aus gutem Grund: „Mir gefällt seine natürliche, selbstsichere Art. Außerdem ist er einer der wenigen, die mit meinen stark naturkrausen Haaren umgehen können." Immer ansprechbar, nimmt er sich Zeit, wenn sie ihn braucht. „Das, sein Blick fürs Wesentliche und der feste Griff haben mich überzeugt."

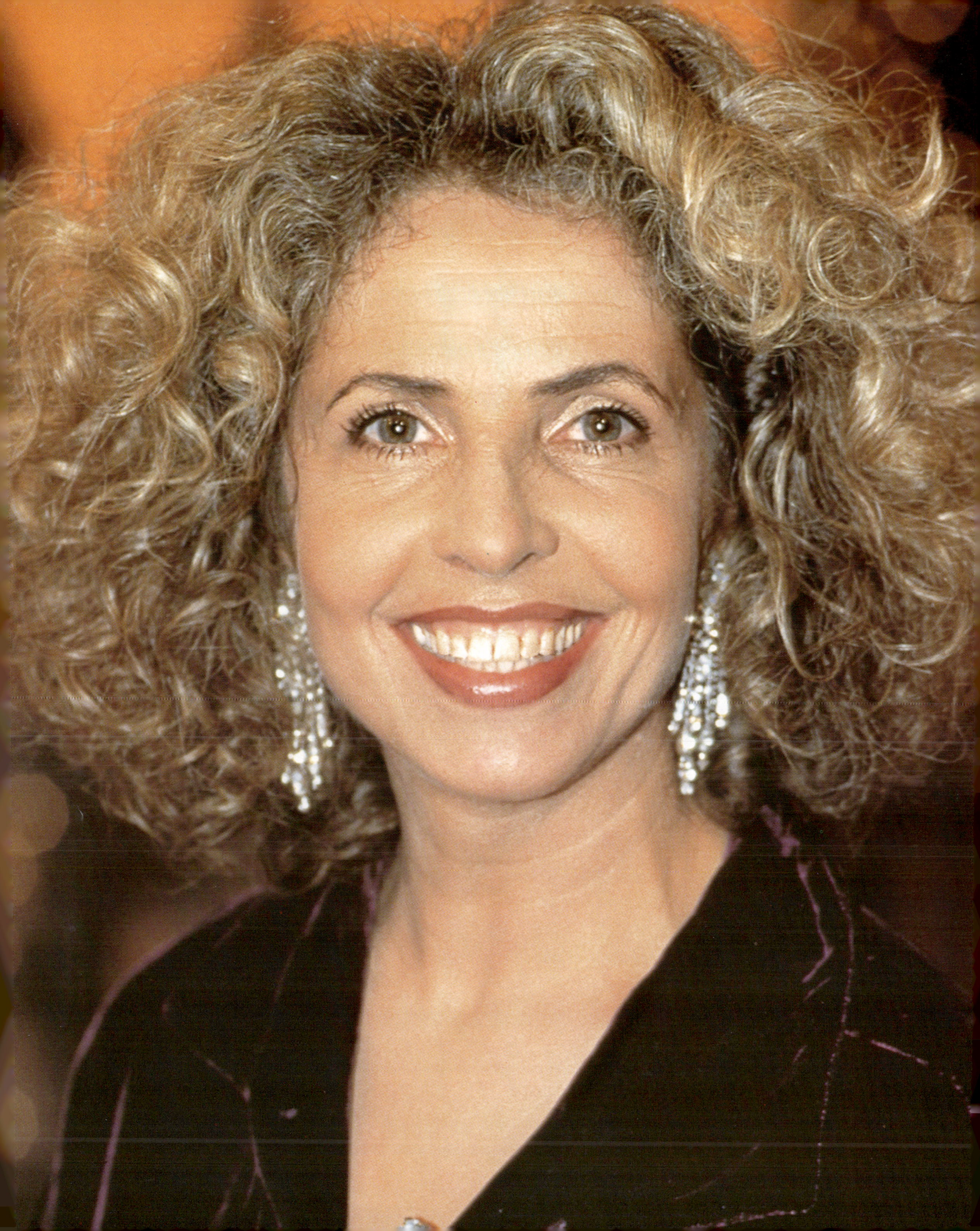

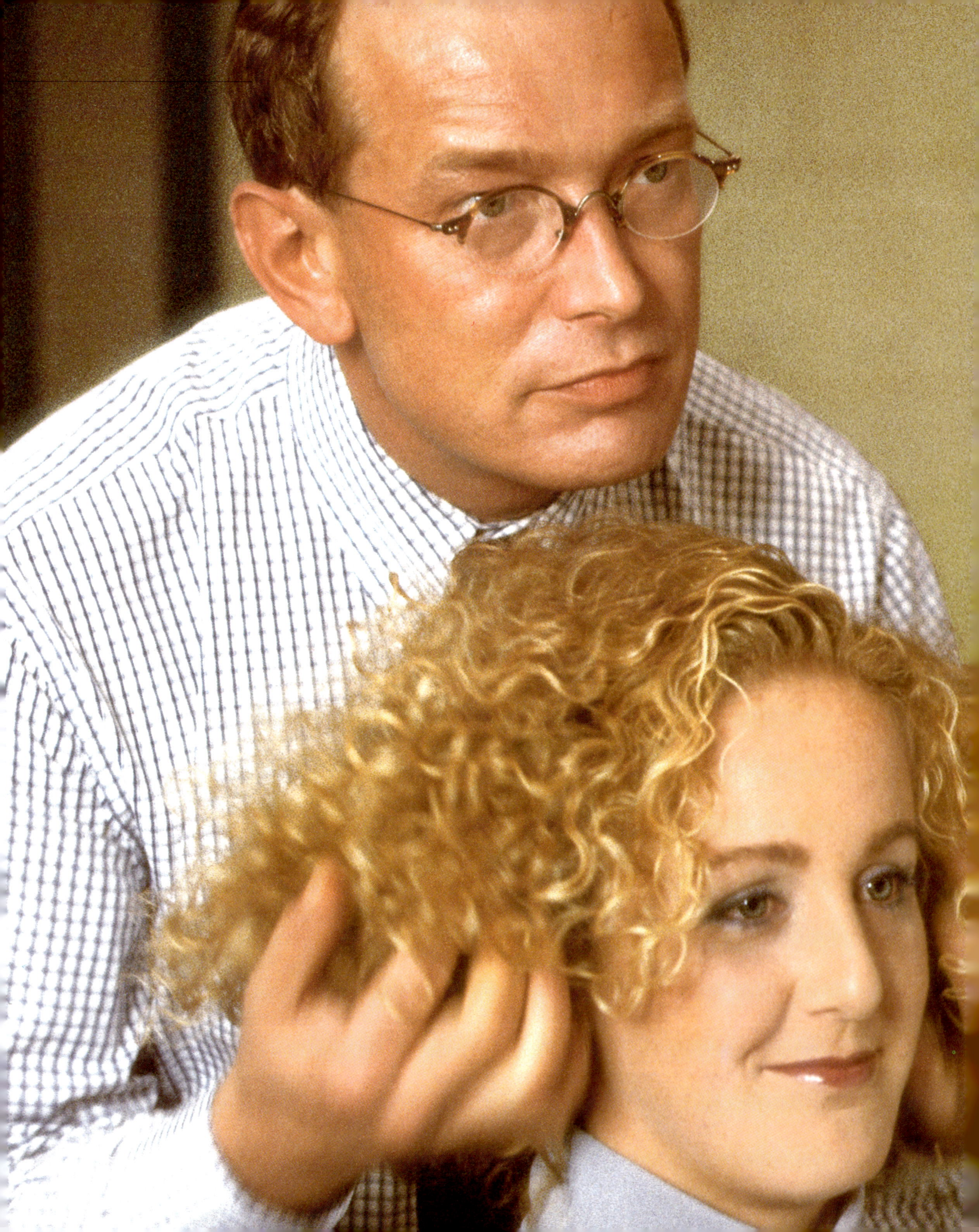

Typ & Frisur

„Ein guter Frisör ist ein Mann für alle Fälle", sagt Gerhard Meir. Er muss sofort erkennen, welche Frisur zum Gesicht und zur Figur passt. Genauso wichtig: die richtige Haaranalyse, ausführliche Farbberatung und Tipps für die Dauerwelle.

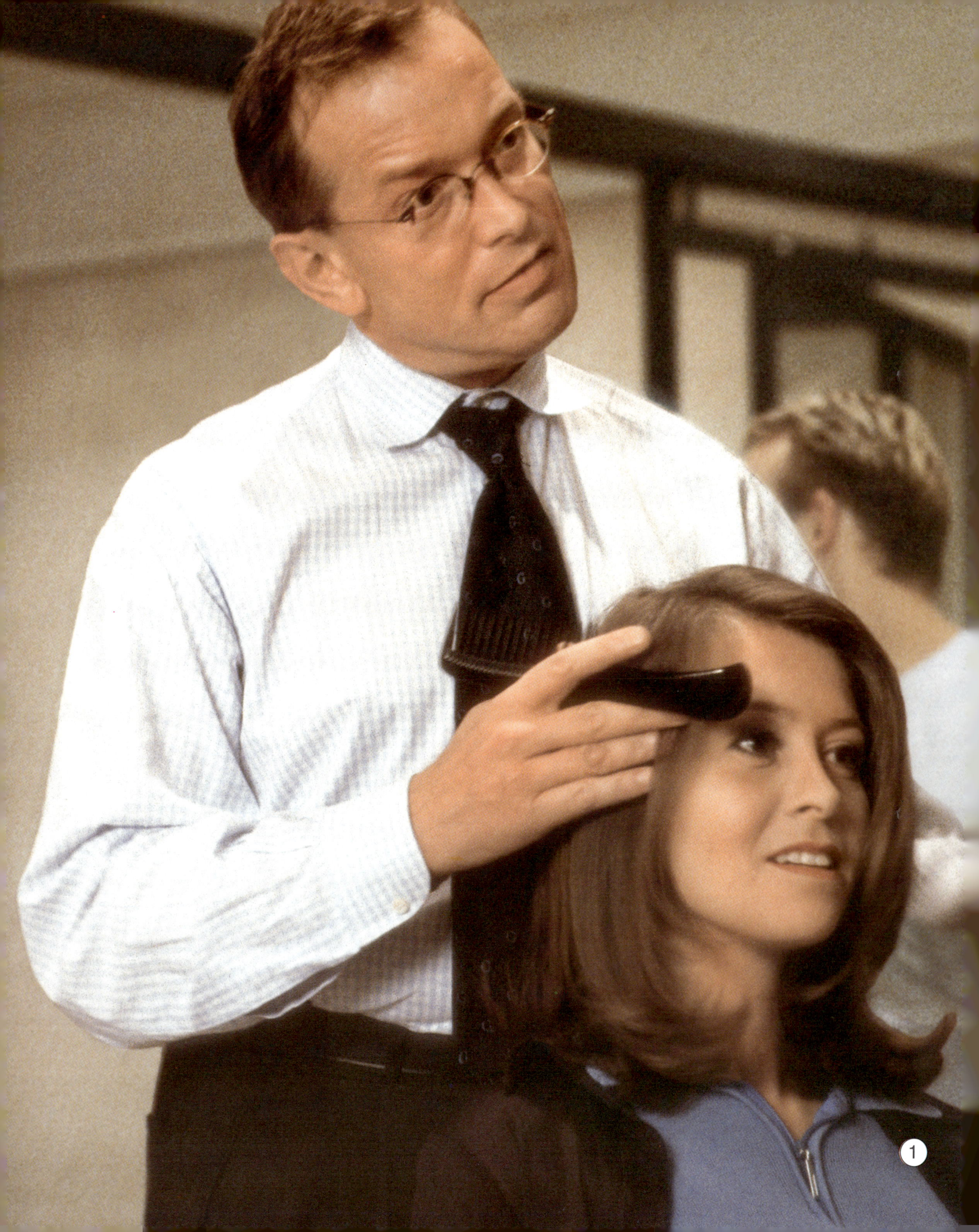
1

Der sichere Blick

Gerhard Meir ist nicht nur der Mann mit den flinken Händen, er besitzt auch den sicheren Blick. Kritisch beäugt er die Kundin und sagt, welche Frisur am besten zu ihrem Gesicht und ihrer Figur passt. Bevor der Figaro zur Schere greift, untersucht er noch die Haarqualität. „Ich muss fühlen, ob das Haar füllig oder fein ist." Und das geht nur mit nassem Haar. Kräftig wirbelt der Maestro den Kopf der Kundin herum: „Ein Griff, schon wird das Haar zum Medium in meinen Händen." Schnitt und Frisur im Visier, klärt Gerhard Meir die Kundin zuerst über die tägliche Arbeit mit dieser Frisur und die künftig notwendigen Frisörbesuche auf. „Dankbar bin ich, wenn die Kundin vor dem Haarschnitt noch etwas über ihr Leben erzählt", sagt Meir nicht ohne Grund: Eine Hausfrau und Mutter kümmert sich meist weniger um ihre Frisur als eine berufstätige Frau, die im Job größten Wert legt auf ein gepflegtes Äußeres. Dazu gehören natürlich schöne Haare.

❶ Mit sicherem Blick prüft der Figaro, ob die Frisur zum Typ passt: Gekonnt lässt er die Haare ins Gesicht fallen, bevor er sie mit den Fingern locker nach unten streicht

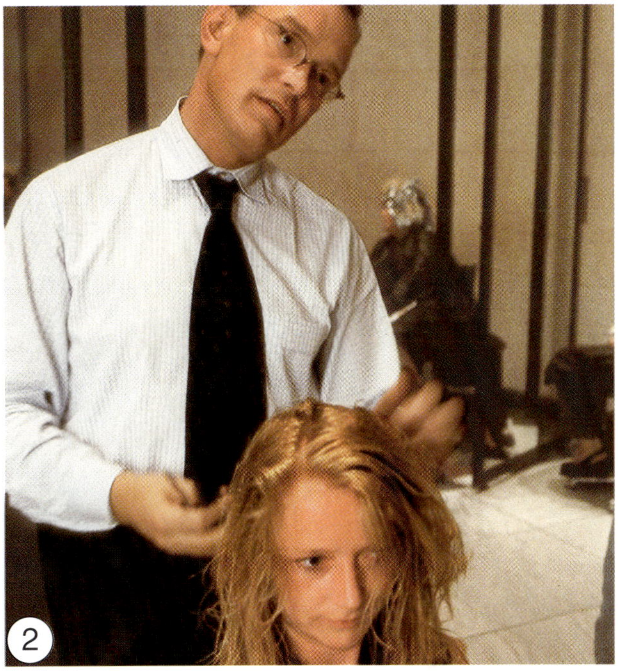
2

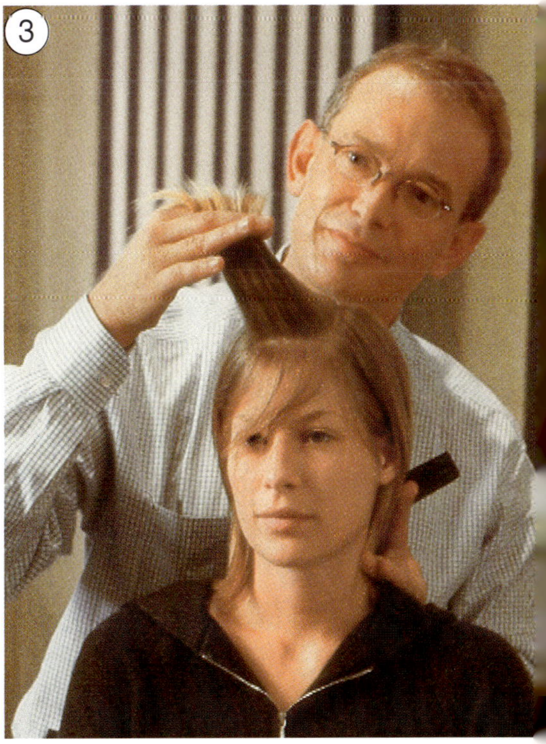
3

❷ Ein Griff ins nasse Haar: Gerhard Meir untersucht die Haarqualität und weiß, ob das Haar füllig oder fein ist

❸ Bevor der Maestro zur Schere greift, befragt er die Kundin nach ihren Lebensgewohnheiten. Meir: „Ich muss wissen, wie die Frau mit dem Haar umgeht"

Gesichter: Die Norm der Fo

Jedes Gesicht hat seine eigene Kontur. Doch bei genauem Hinschauen kann man immer wieder die vier Grundformen entdecken: rund, viereckig, dreieckig und oval. „Und diesen Gesichtsformen muss die Frisur angepasst sein", sagt Gerhard Meir. Der Starfigaro hat längst seine eigene Methode entwickelt, mit der er treffsicher die Grundtypen analysiert. Mit geschickter Hand und dem „Medium" Haar untersucht er gekonnt die Norm der Form. „Doch auch Fingerspitzengefühl

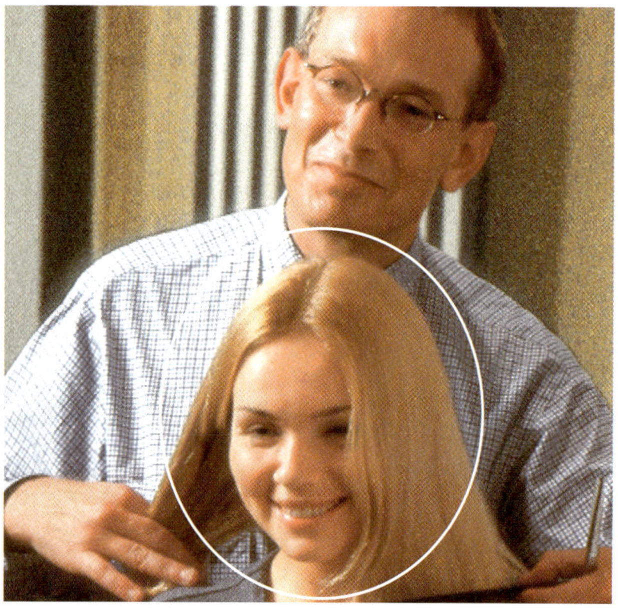

Rund

„Die breite Stirn, die hohen Wangenknochen, das leicht abgerundete Kinn und die großen Augen sind bei Renata die typischen Merkmale für ein rundes Gesicht", sagt Gerhard Meir nach der „Gesichtsdiagnose"(Mittelscheitel ziehen, Haare nach unten kämmen). Dazu passen: schulterlange Haare, offen getragen mit leicht nach außen geföhnten Spitzen. Für den Abend: verspielte Hochsteckfrisuren in allen Variationen.

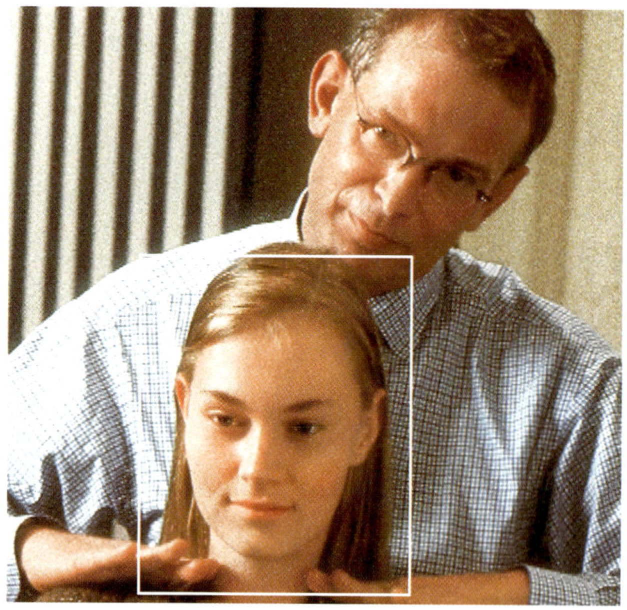

Viereckig

Bei Michelle entdeckt der Figaro ganz andere Merkmale, nachdem er ihre Haare streng aus dem Gesicht hinter die Ohren frisiert und mit beiden Händen den „Längentest"gemacht hat: „Das ist ein viereckiges Gesicht, wie die Ecken an Kinn und Stirn eindeutig zeigen." Dazu passen: lange und schulterlange Haare, streng aus dem Gesicht frisiert oder mit Pony. Natürlich auch auffällige und dezente Hochstecker.

rm

und ein sicheres Auge sind dabei gefragt", bekennt der Coiffeur. Wer diese „Zeremonie" einmal beobachet hat, kann dem Maestro nur beipflichten: Konzentriert verfolgt er jede seiner Bewegungen, bevor er die Gesichtsform endgültig analysiert hat.

Dann allerdings legt er los und empfiehlt die passende Frisur: längere oder kurze Haare, gelockt oder glatt.
Meir: „Natürlich gebe ich auch gern Tipps für Abendfrisuren, die zum Typ und zur Haarlänge passen."

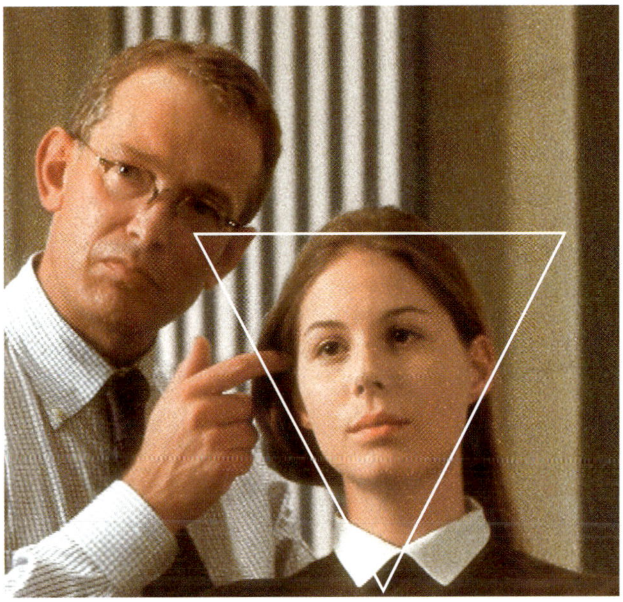

Dreieckig

Das dreieckige Gesicht von Kathrin ist für Meir leicht erkennbar „am breiten Haaransatz, den hohen Wangenknochen und am spitz zulaufenden Kinn." Zur Analyse: Meir kämmt Kathrins Haare streng nach hinten und lässt sie dann locker ins Gesicht fallen („So erkenne ich Haaransatz und Wangenknochen, Gesichtslänge und Kinnform"). Dazu passen: lange, offen getragene Haare, streng aus dem Gesicht frisiert.

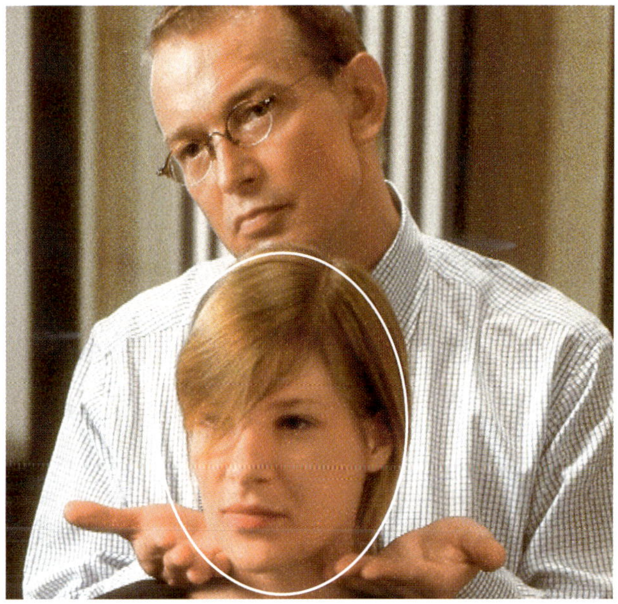

Oval

Bei Jessica erkennt Gerhard Meir sofort das ovale Gesicht: „Die Wangenknochen sind die breiteste Stelle, Kinn und Stirn verlaufen in einer leichten Rundung." Die Analyse: Meir kämmt die glatten Haare streng nach unten und prüft mit den Händen, die ihm als Maßband dienen, die Proportionen zwischen Kinn und Stirn. Zu diesem Gesicht passen: halblange Haare, einfache oder ausgeflippte Frisuren.

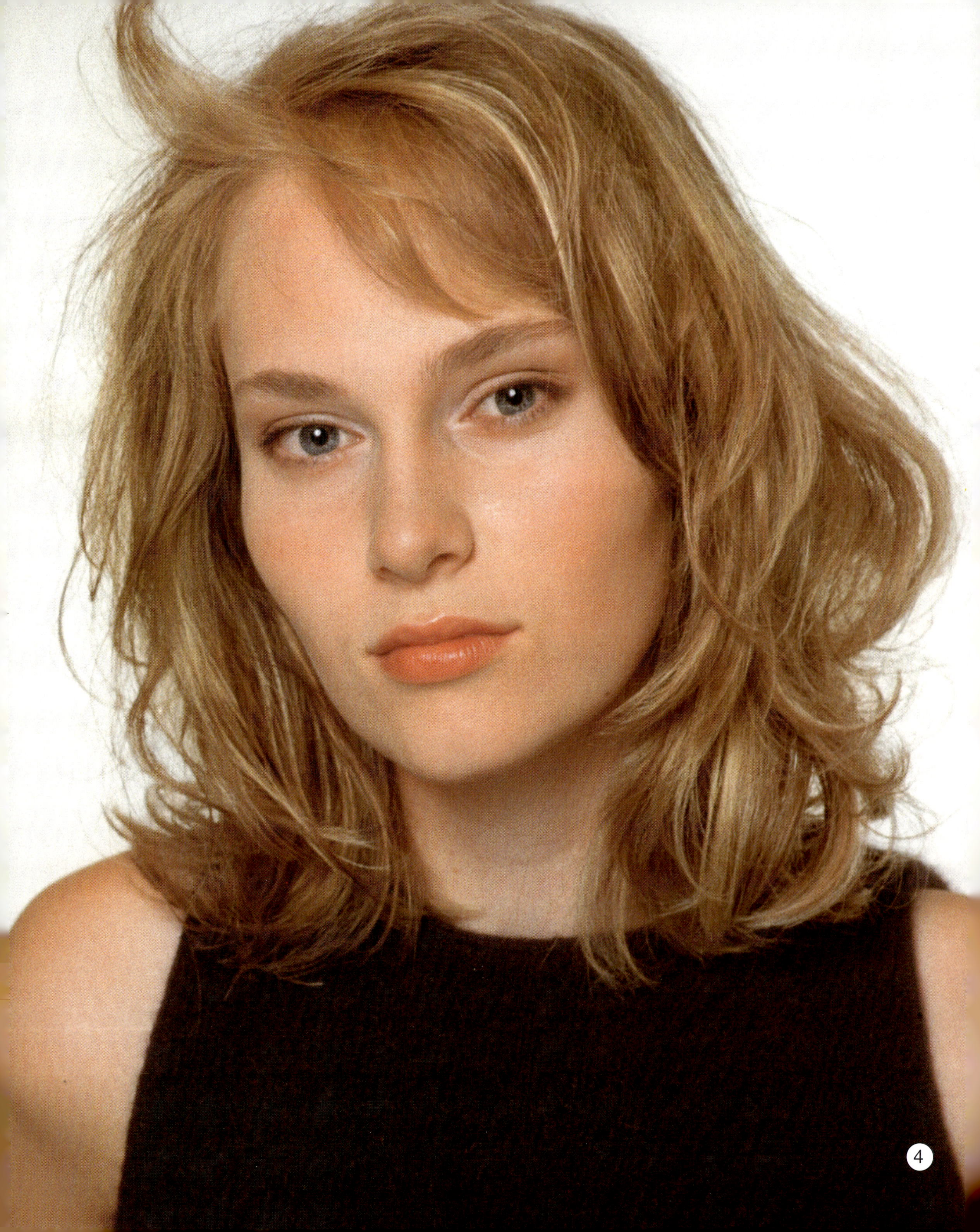

4

Frisuren nach Maß

Zum viereckigen Gesicht von Michelle passen schulterlange Haare mit strengen, aber auch verspielten Frisuren. Meir: „Voraussetzung ist ein stumpfer Haarschnitt." Bei Michelles aschblonden, glatten Haaren, die mit hellblonden Strähnchen aufgepeppt wurden, kommen die schräg gestellten Augen und die hohen Wangenknochen gut zur Geltung. Und die Strähnchen erzielen noch einen Effekt: Michelles feines Haar gewinnt an Volumen und Stand.
Auch der zarte Teint wirkt durch die Glanzeffekte lebendiger.

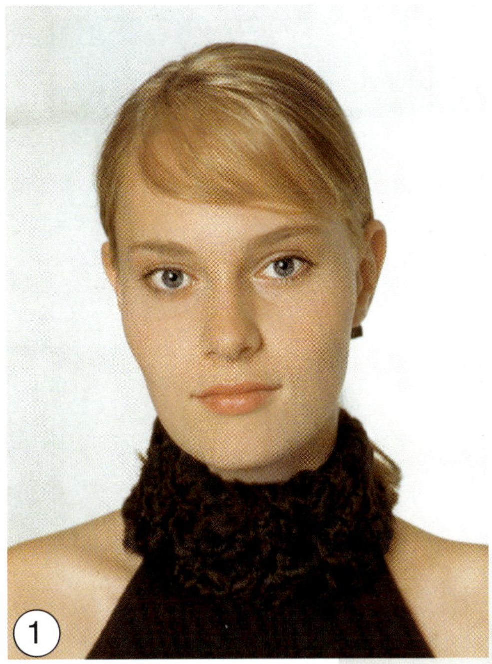

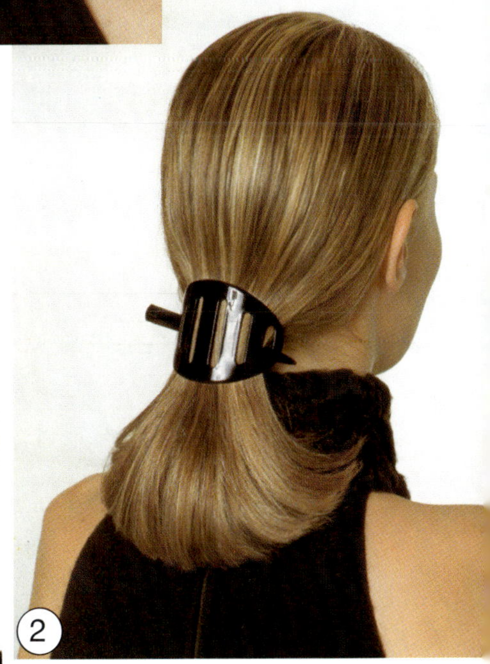

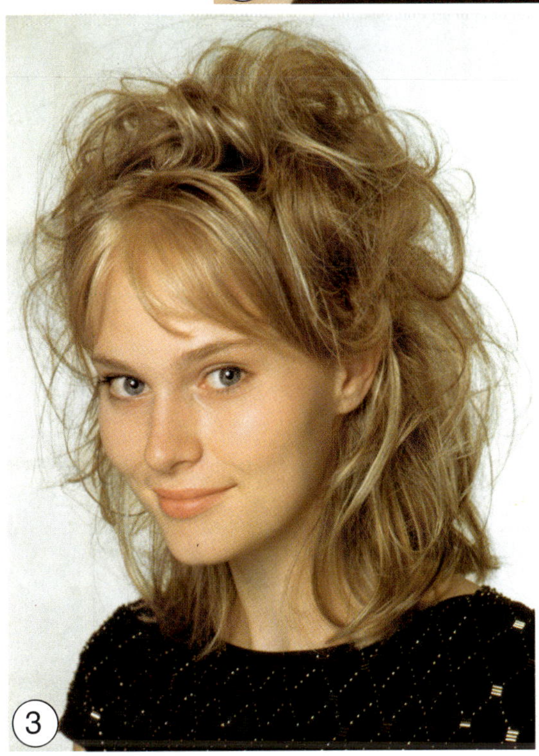

❶ Eine klassische Frisur: den Pony schräg ins Gesicht frisiert ❷ Die schulterlangen, glatten Haare streng nach hinten gekämmt und mit einer Spange zusammengehalten ❸ Eine verspielte, mädchenhafte Frisur: einzelne Strähnen hochgesteckt, die Spitzen mit den Fingern geknetet

❹ Luftgetrocknete Haare, Spitzen mit Gel aufgelockert

Frisuren nach Maß

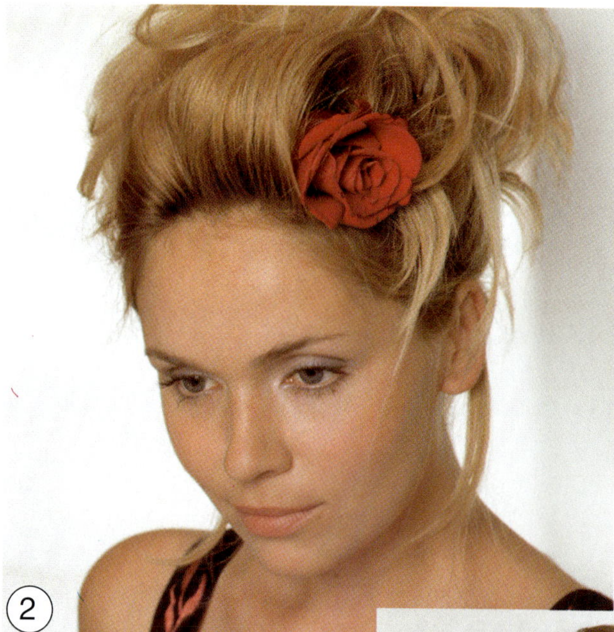

Zu Renatas rundem Gesicht passen schulterlange, glatte Haare, offen getragen oder nach oben drapiert. Auf Wickler gedreht, kommt Volumen und Schwung in dieses Haar mit den stumpf geschnittenen Spitzen. Das von Natur aus hellblonde Haar liegt nicht nur im Trend zur Jahrtausendwende. Es unterstreicht auch Renatas hellen Teint, lässt ihn natürlich und weich erscheinen. „Mit etwas Geschick, Festiger und Haarspray", so Gerhard Meir, „lassen sich die unterschiedlichsten Frisuren zaubern."

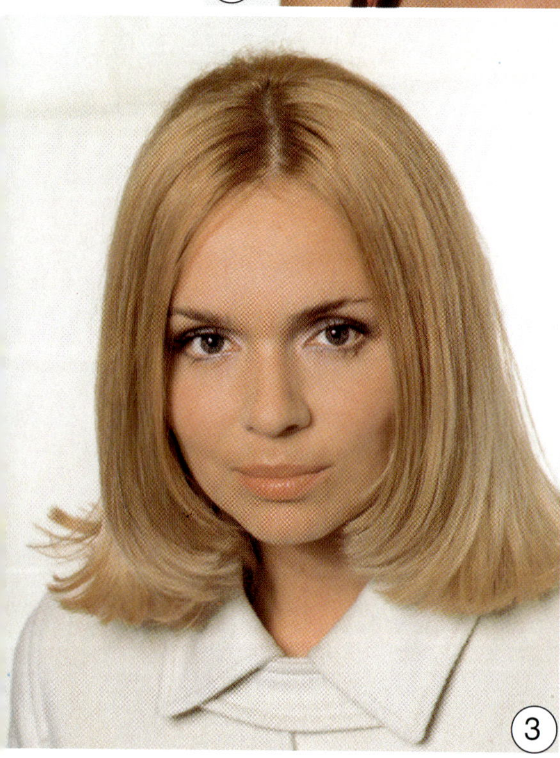

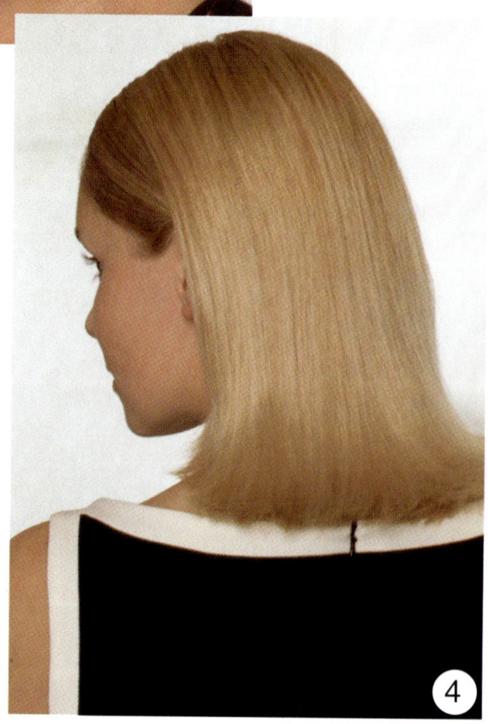

❶ Apart: Glatte Frisur mit Mittelscheitel und als Gag ein schräg aus der Stirn drapierter Pony. Zum besseren Halt empfiehlt sich etwas Gel

❷ Verspielt: Hochsteckfrisur mit Stirnrolle und Rosen geziert

❸+❹ Beschwingt: Frisur mit Mittelscheitel, Seiten glatt gekämmt und Spitzen nach außen geföhnt

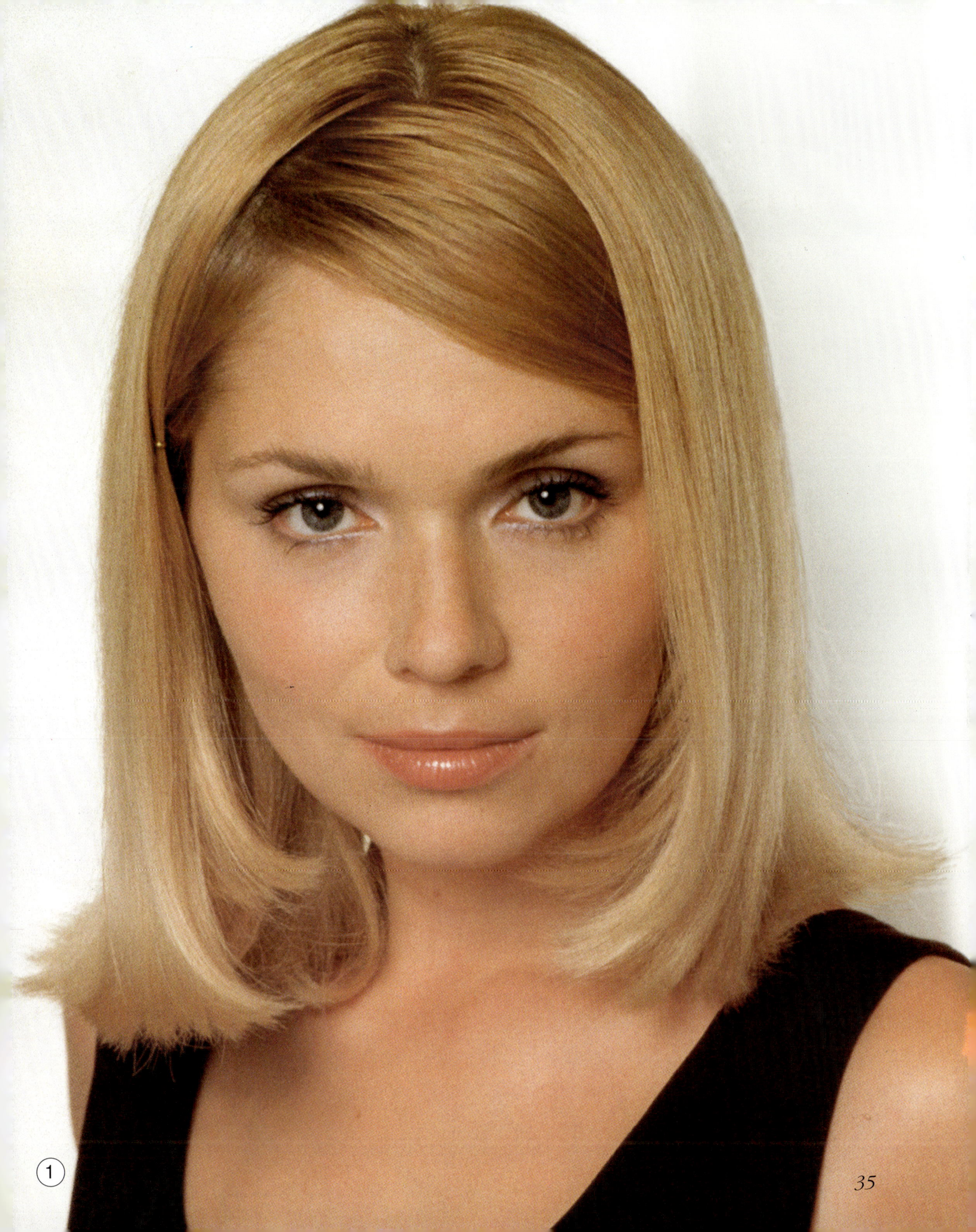

1

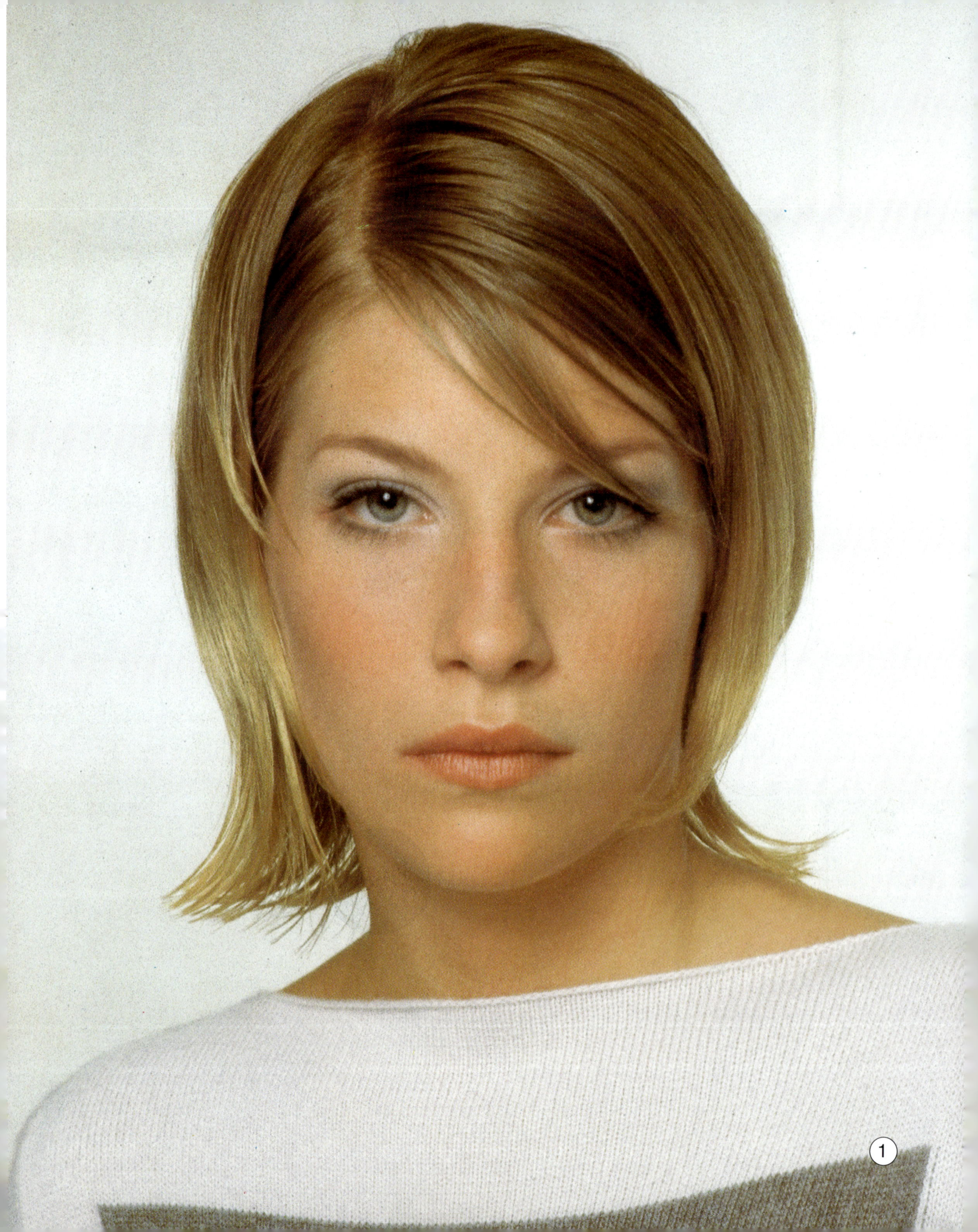

1

Frisuren nach Maß

Jessicas ovales Gesicht bekommt sowohl mit strengen als auch mit ausgefallenen Frisuren eine aparte Note. Die glatten, mittelblonden, halblangen Haare passen ideal zu dem Gesicht mit goldgetöntem Teint. Meir: „Besonders pflegeleicht wird dieses Haar durch den stumpfen Schnitt.“ Die Spitzen fransen nicht, das Haar fällt nach dem Waschen natürlich in Form. Frech: der „Stachelkopf“(r.). Die Haare abteilen, dann über die Finger wickeln und am Ansatz feststecken. Zum Schluss: einzelne Spitzen nach oben ziehen, mit Gel fixieren.

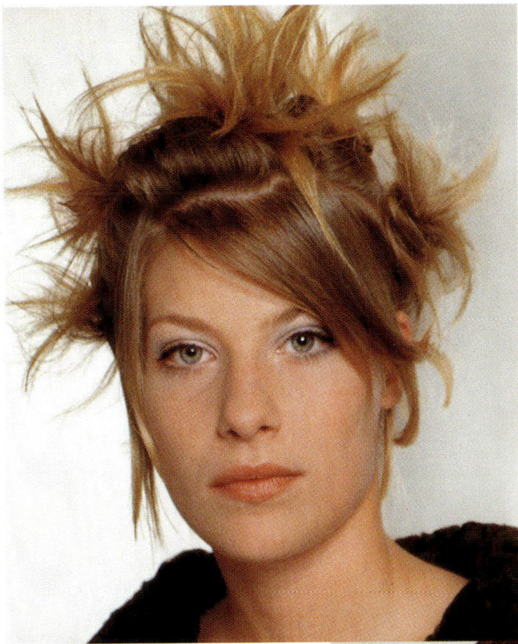

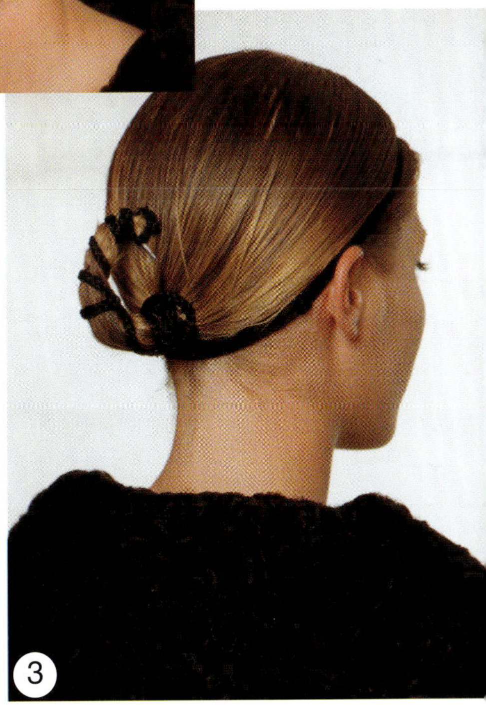

❶ Pflegeleicht und praktisch: die glatt nach unten gebürsteten Haare mit Seitenscheitel und Pony

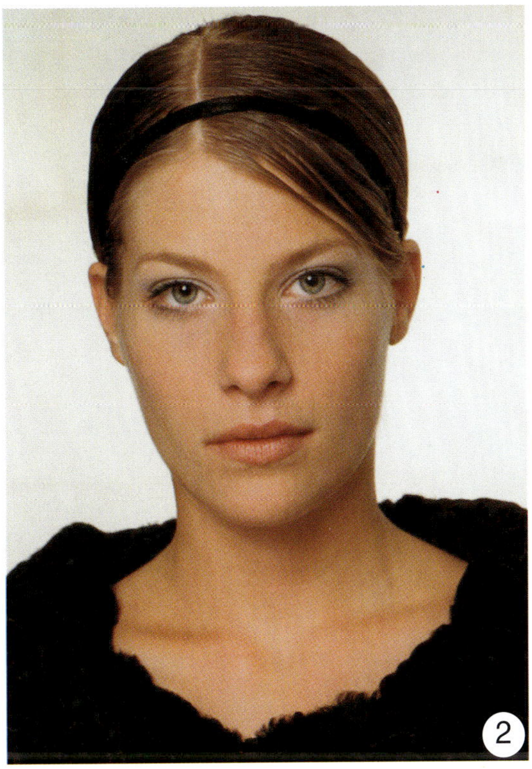

❷+❸ Elegant für den Abend: Jessicas „Bändchenfrisur“ – das Haar mit Gel glätten, streng nach hinten bürsten, als Pferdeschwanz zusammenbinden, mit Nadeln befestigen. Als Gag werden Bänder eingeflochten

Frisuren nach Maß

Zu Kathrins dreieckigem Gesicht passen leicht gelockte, schulterlange dunkle Haare, die sie offen oder raffiniert hochgesteckt trägt. Die asymmetrische Frisur mit Seitenscheitel und den leicht nach außen gebogenen Spitzen (r.) betonen die braunen Augen und den dunklen Teint. „Sehr schön an dieser Frisur", so Gerhard Meir, „das harmonische Zusammenspiel zwischen Haar und Gesicht." Natürlichkeit dominiert diesen Typ. Und darauf abgestimmt sind auch alle Hochstecker und geflochtenen Frisuren.

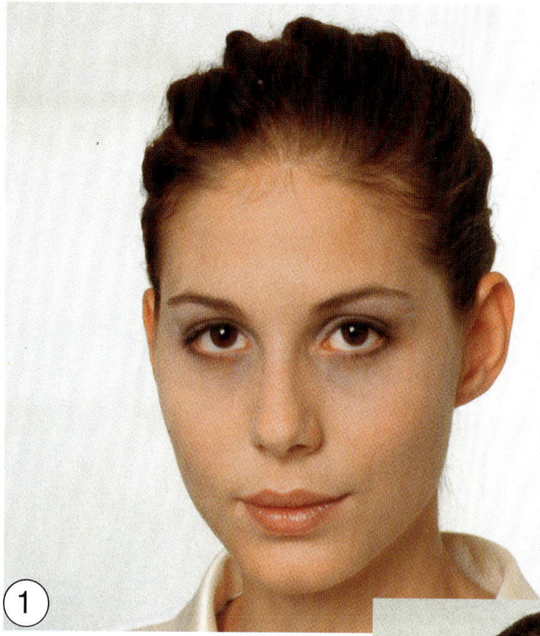
1

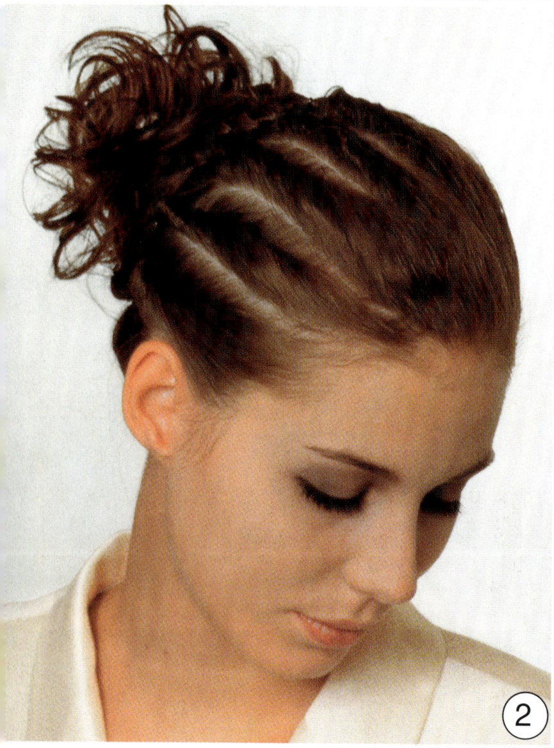
2

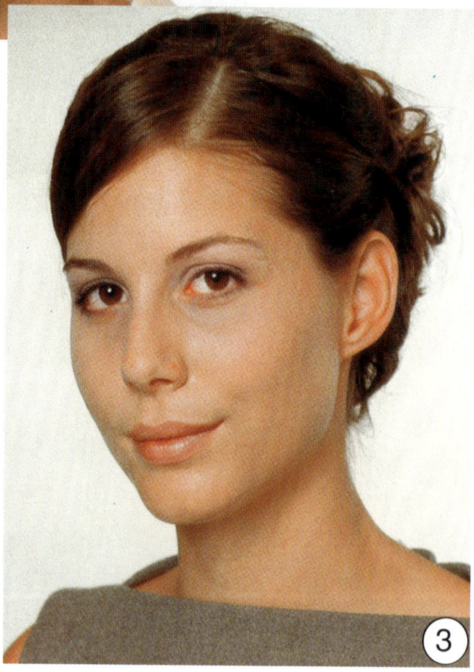
3

❶ + ❷ Ausgefallen: die „Zöpfchenfrisur" – Haare in Strähnen abteilen, flechten und am Hinterkopf feststecken. Dann einzelne Spitzen aus dem Dutt herauszupfen, mit Gel festigen

❸ Verträumt: Hochsteckfrisur mit Seitenscheitel – Haare glatt nach hinten kämmen, feststecken. Mit den Fingern vorsichtig einzelne Strähnen aus den Klammern lösen, am Hinterkopf drapieren, mit Haarspray fixieren

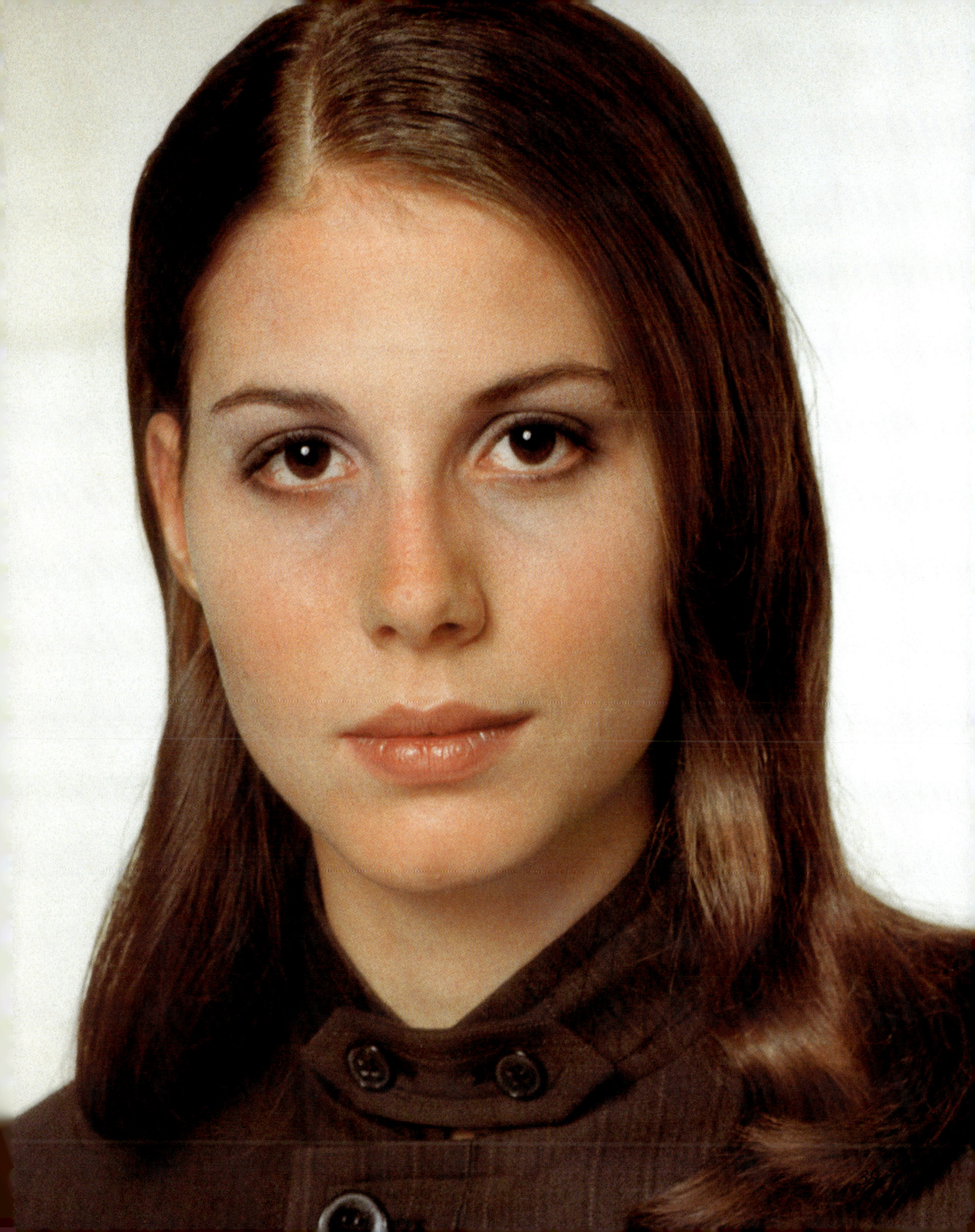

Figur & Frisur: Lange Bein

Lange Haare gelten seit je als Symbol der Weiblichkeit. Schon Königin Kleopatra verzauberte mit ihrer schwarzen Mähne ihren Geliebten Marc Anton. Brigitte Bardot erlangte mit ihrem blonden Engelshaar Weltruhm als „Femme totale". Julia Roberts verführte in dem Film „Pretty Woman" einen eingefleischten Junggesellen und hartgesottenen Millionär (gespielt von Richard Gere) mit ihrer dunklen Haarpracht. Kein Wunder, dass Frauen auf lange Haare stehen. „Doch aufgepasst", meint Gerhard Meir. „Nur jüngere, große und schlanke Frauen mit langen Beinen kommen mit langen Haaren groß raus." Sein Rat für den Tag: „Haare offen oder im Nacken zusammengeknotet tragen." Am Abend darf es etwas festlicher sein: „Passend zur Robe, Hochstecker in allen Variationen."
Den Traum vom langen Haar sollten sich mittelgroße, nicht ganz schlanke Frauen abschminken. Meir: „Sonst wirkt die Figur gedrungen." Kleinen und molligen Frauen empfiehlt Meir kurze Haare: „Das streckt die Figur, das Gesicht kommt zur Geltung."

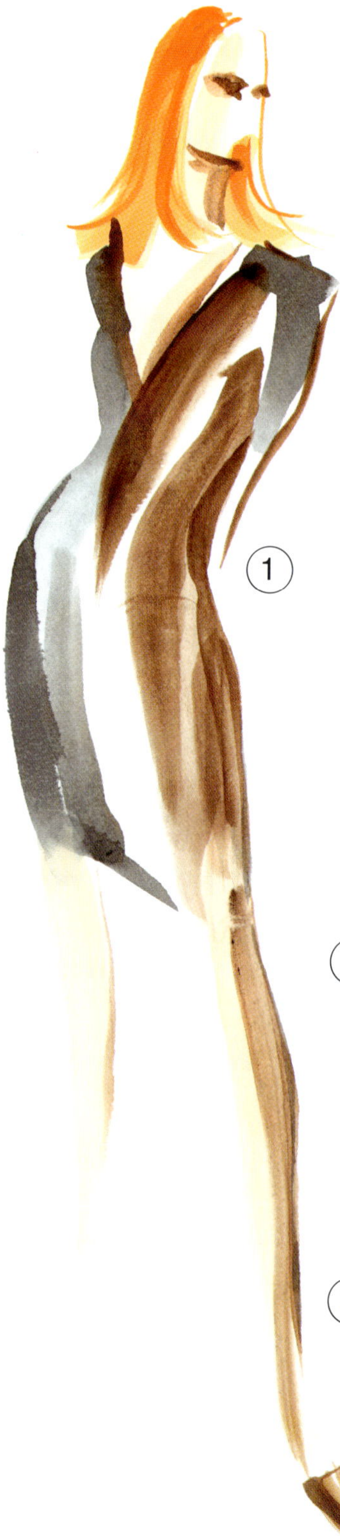
1

Groß

❶ Ideal am Tag: die Mähne ❷ Festlicher Hochstecker für den Abend ❸ Elegant: Haare hinten offen, Deckhaar im Nacken gebunden

2
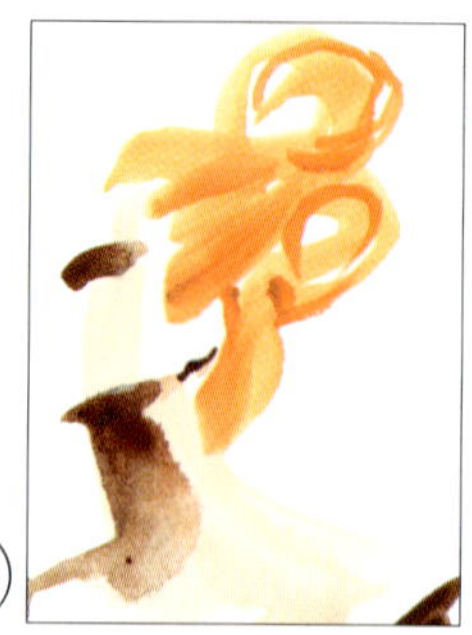

3
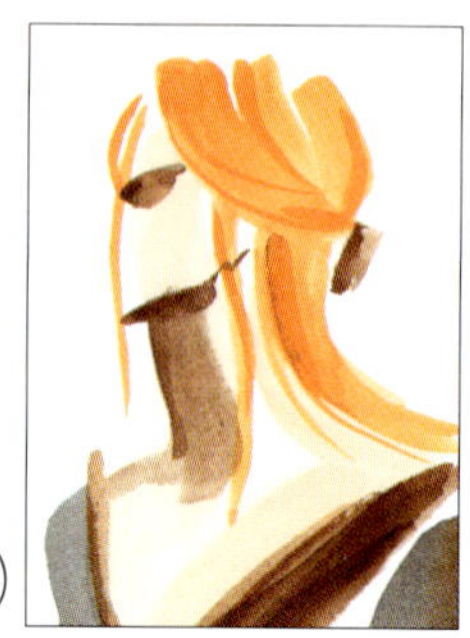

e, lange Haare

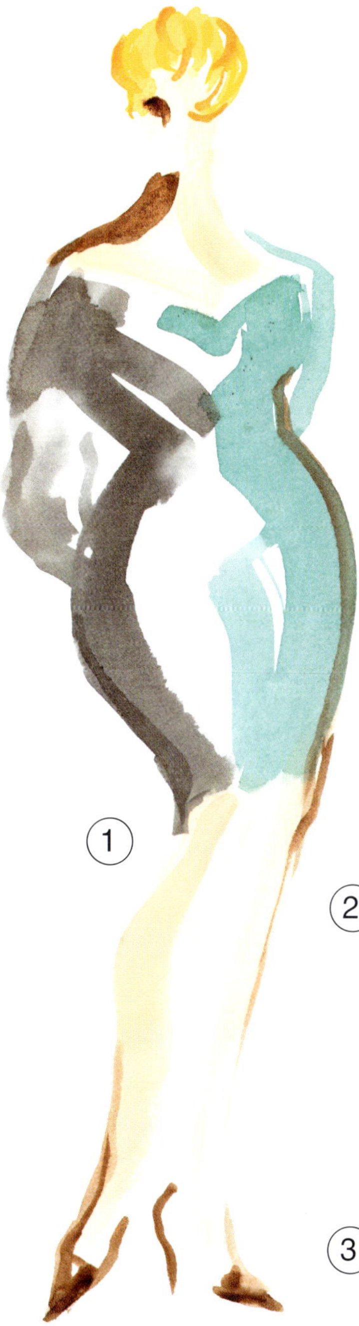

1

Mollig

Flotte Kurzhaarfrisuren ❶ *Hingucker: der Bob* ❷ *Streckt die Figur: nach außen geföhnte Frisur* ❸ *Frech: mit Gel gestylte Frisur*

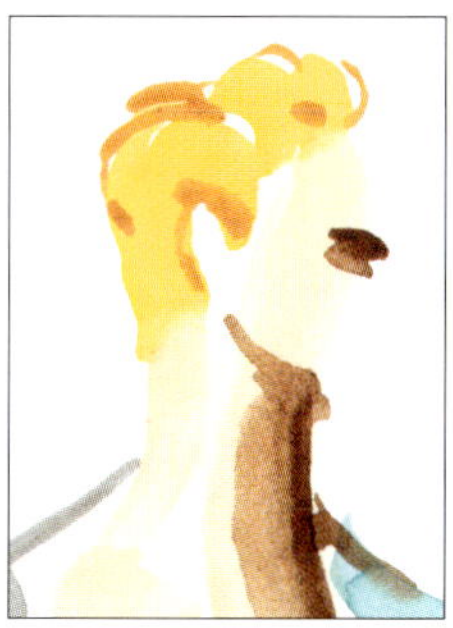

2

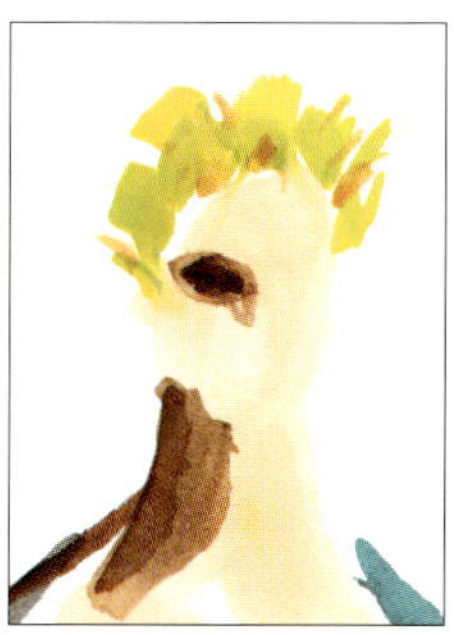

3

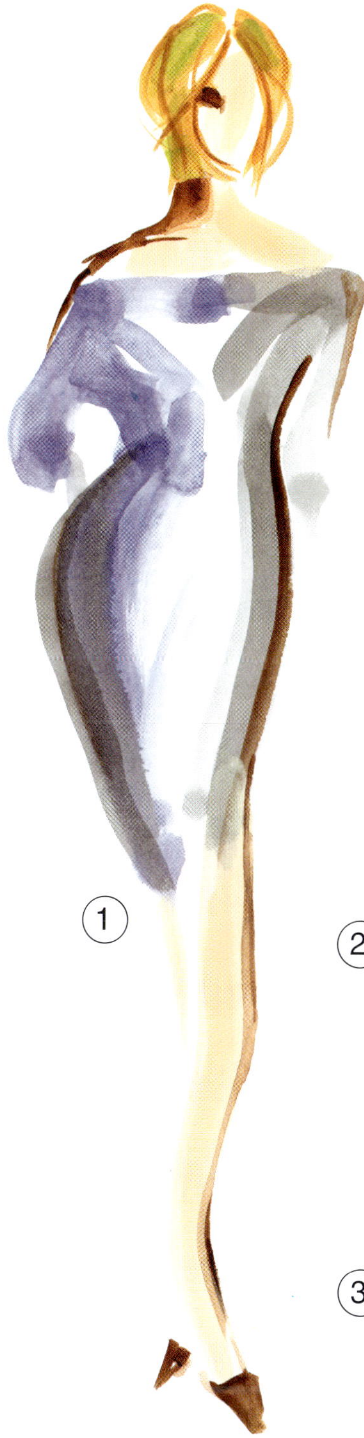

1

Normal

❶ *Kinnlange Haare mit Mittelscheitel* ❷ *Pfiffig: kinnlange Haare, leicht nach außen geföhnt* ❸ *Föhnfrisur mit Stufenschnitt*

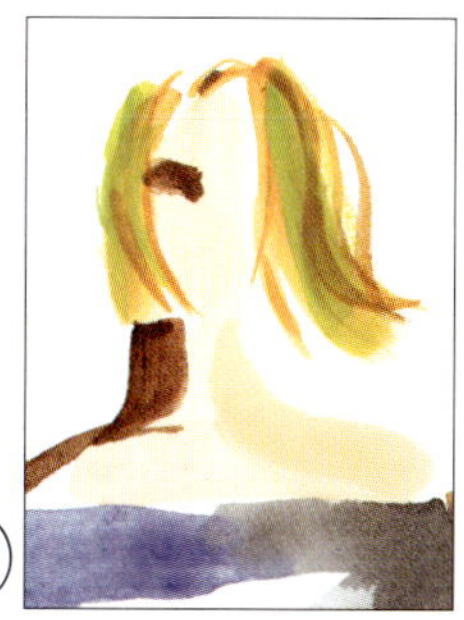

2

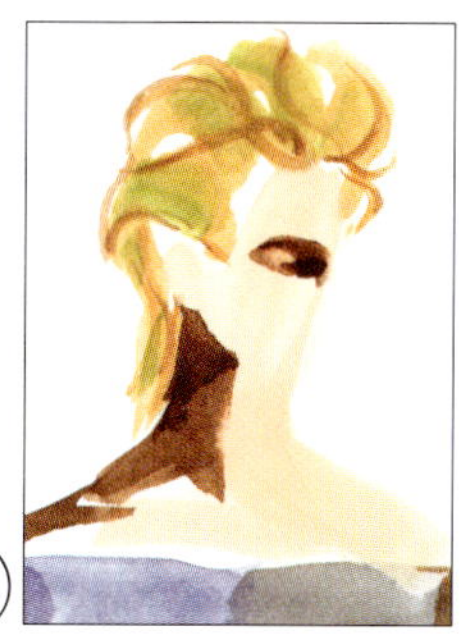

3

Die Analyse: Der Gesundhe

Den Blick auf die Qualität und den Zustand der Haare gerichtet, urteilt Gerhard Meir: „Haare sind so unterschiedlich wie Menschen.“ Und damit hat der Coiffeur Recht. Obwohl jedes Haar aus Keratinen (abgestorbenen Zellen) besteht und dank dieser Substanz leicht biegsam, fest und

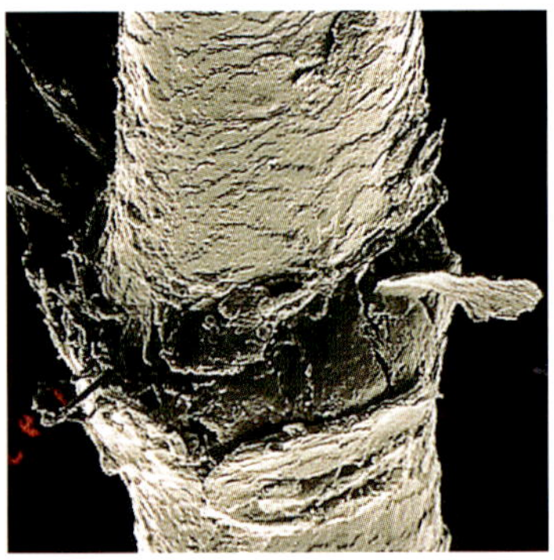

Kranke Haarstruktur: erkennbar am aufgeplatzten Schaft

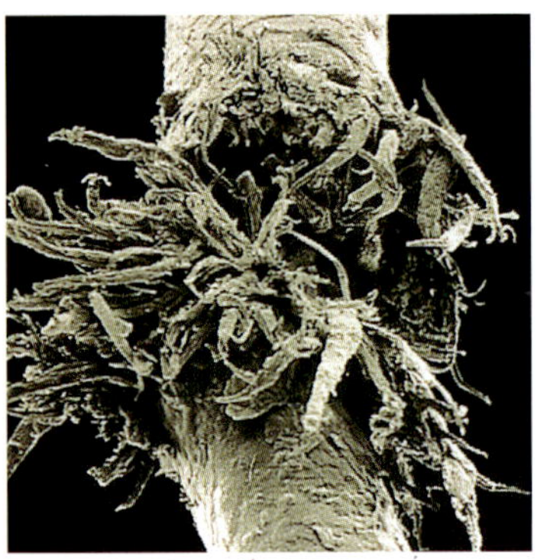

Im fortgeschrittenen Stadium bilden sich kleine, verwirbelte Knötchen

gleichzeitig gut formbar ist, gleicht kein Haar dem anderen. Beispiel: Normales, gesundes Haar strotzt vor Spannkraft und Geschmeidigkeit. Feines, dünnes Haar fällt nach dem Styling schnell wieder zusammen, weil das Volumen fehlt. Ähnlich ist es bei fettigem und trockenem Haar: Das fettige Haar klebt, sieht deshalb immer ungepflegt aus. Trockenes Haar dagegen wirkt stumpf und neigt zu Schuppen. Und so können Sie Ihren Haartyp erkennen:

Gesundes, normales Haar lässt sich leicht frisieren. Dank seiner Elastizität besitzt es eine gute Sprungkraft. Einfache Pflege (normales Haarwaschen) genügt, schon kommen Glanz und Geschmeidigkeit ins Haar. Auf Lockenwickler gedreht oder über Bürsten geföhnt, lässt sich die Frisur perfekt stylen.

Feines, dünnes Haar. Ihm fehlen Kraft und Fülle. Die einzelnen Haare sind sehr dünn, von Volumen und Elastizität ist nichts zu spüren. In Windeseile steht die Frisur. Doch genauso schnell fällt die Pracht zusammen. Extra-Pflege: Haarwäsche mit Volumen-Shampoo.

Das trockene, störrische Haar lässt sich nur schwer bändigen. Die sehr kräftigen Keratinfasern der einzelnen Haare widersetzen sich selbst heftigstem Kämmen und Bürsten. Sie suchen sich ihren eigenen Weg, lieben ihre Selbstständigkeit. Meist fehlt diesen Haaren auch der Glanz, weil die Kopfhaut zu trocken ist und zu Schuppen neigt. Mit viel Geduld und Pflege

itscheck fürs Haar

(z. B. Repair-Kuren nach dem Haarewaschen) macht man das widerspenstige Haar frisierwilliger.

Fettiges Haar sieht schon auf den ersten Blick klebrig aus. Strähnig hängen die Haare vom Kopf, die Frisur fällt schnell in sich zusammen. Die Kopfhaut produziert zu viel Fett, das sich ähnlich wie Öl in der Pfanne in den Haaren verteilt. Nur die tägliche Haarwäsche und eine unkomplizierte Frisur lassen die Haare duftig erscheinen.

Naturkrauses Haar – der Wunschtraum vieler Frauen mit glatten Haaren. Doch wer hat schon die ideale Welle? Die Realität sieht meist anders aus: stark gewelltes Haar, das sich nur schwer formen lässt, oder die feine Krause. Die Haare sind in der Regel sehr kräftig, dabei oft strohig und trocken. Intensive Pflege (Haarkuren mit „Weichspüleffekt“) empfiehlt sich bei diesen Haaren, die man am besten lufttrocknen lässt.

Poröses Haar. Grund dafür: Zu viel Sonne, Meerwasser oder Chemie (Farbe, Blondierung, Dauerwelle). Die aufgerauten Haarspitzen wirken brüchig, „Spliss“ macht sich breit. Das Haar sieht ungepflegt und formlos aus. Ausweg aus diesem Dilemma: Haare schneiden lassen (zumindest die kaputten Spitzen) und nach der Haarwäsche Repair-Kuren anwenden.

Wirbelhaar. Auf den ersten Blick wirkt das Haar ganz normal. In der Regel ist die Struktur der einzelnen Haare fest. Erst bei näherem Hinschauen entdeckt man Stellen, die nackt und kahl erscheinen. Das sind die typischen Wirbel mit ihrem Eigenleben. Gnadenlos widersetzen sie sich jedem Kämmen und Bürsten. Die Lösung des Problems: eine Frisur, die sich den Wirbeln anpasst.

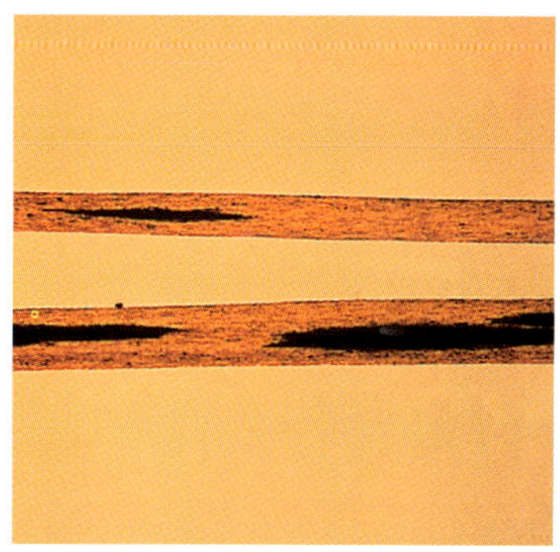

Durch zu intensive Sonneneinstrahlung können im Naturhaar Farbstreifen und Lichtpunkte entstehen

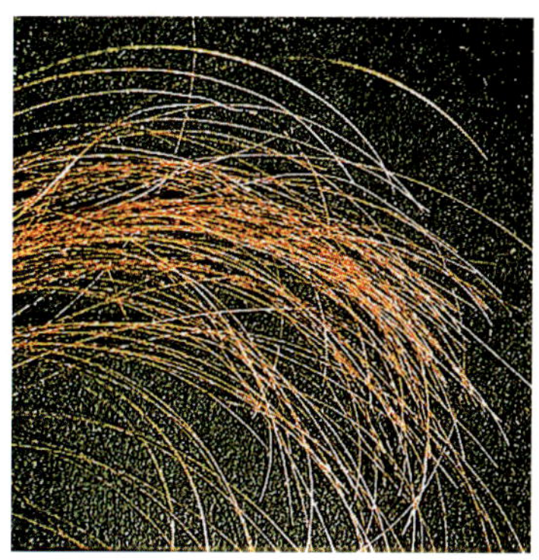

Oft schwer frisierbar: unregelmäßiger Haarwuchs mit Glanz- und Farbverschiebungen

Färben, Blondieren, Tönen: Tapetenwechsel fürs Haar

Jede Frau muss wissen: Eine andere Haarfarbe verändert den Typ. Egal, ob sie sich für hellere oder dunklere Nuancen entscheidet. Vor dem Herumexperimentieren zu Hause warnt Gerhard Meir: „Der Tapetenwechsel bei den Haaren ist eine heikle Sache." Und Meir nennt auch den Grund: Die Frau sollte erst einmal ihren Frisör fragen, ob die gewünschte Farbveränderung wirklich zu ihrem Typ passt.
Dann ist es nützlich, sich über die Methode – Färben, Blondieren, Tönen – aufklären zu lassen.

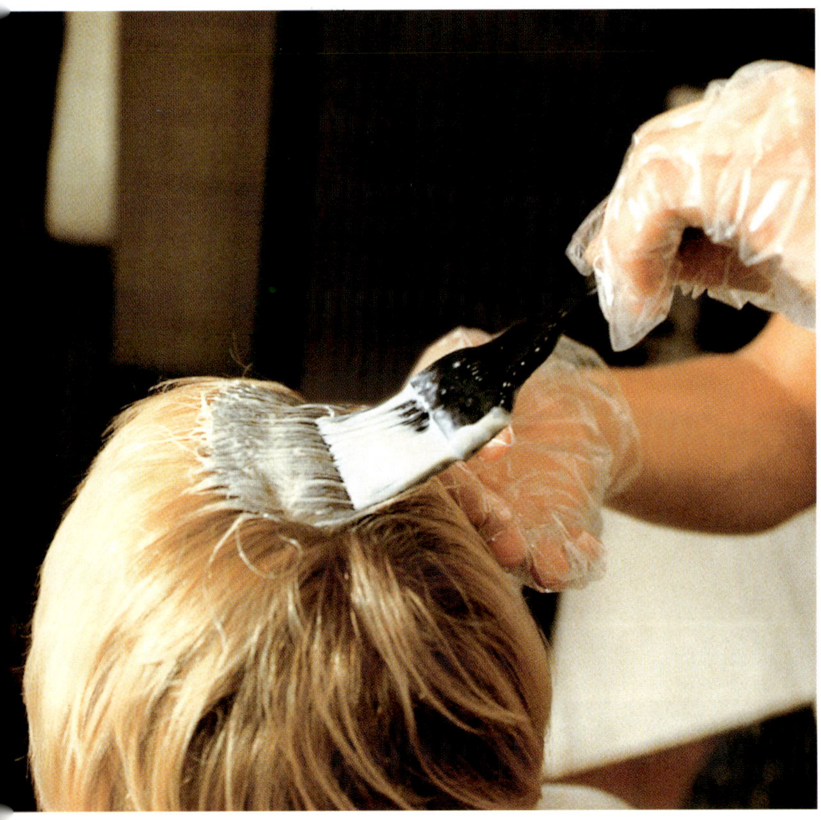

Vor- und Nachteile beim Haarefärben
Wer seine Haare färben lässt, trifft eine Entscheidung, die nicht von heute auf morgen rückgängig zu machen ist. Die Coloration („soft" oder „sauer") – manchmal auch „Intensivtönung" genannt – ist ein Färbemittel, das die Farbgrundlage des Haares völlig verändert.
Und das gelingt durch die Verbindung der Farbsubstanz mit einem Oxidationsmittel (chemisches Gemisch). Die Wirkweise erfolgt in zwei Phasen: Die emulsionsartige Farbsubstanz und das Oxidationsmittel werden mit einem Pinsel sorgfältig vom Haaransatz aus ins trockene Haar gestrichen.
Die Farbsubstanz dringt durch die Schuppenschicht ins Haar, wo sie sich nach einer gewissen Einwirkzeit mit dem Oxidationsmittel verbindet. Das Ergebnis: Die Farbe bleibt dauerhaft im Haar. Sie wäscht sich nicht mehr aus.

Färben: Farbsubstanz und Oxidationsmittel werden mit dem Pinsel ins trockene Haar gestrichen

Strähnchen: Erst wenn die Alufolie am Haaransatz anliegt, kommt die Blondierung drauf

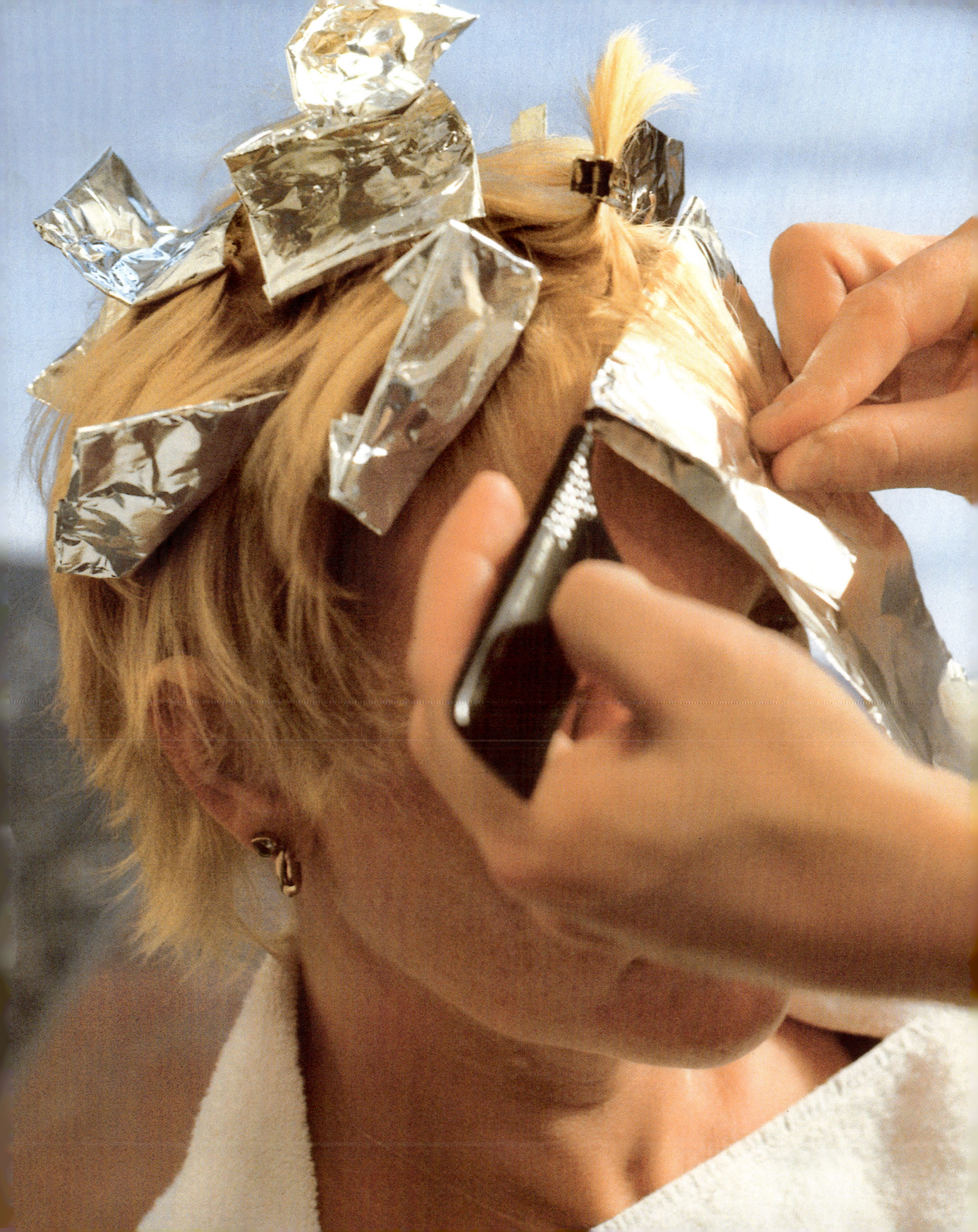

Färben, Blondieren, Tönen:

Tapetenwechsel fürs Haar

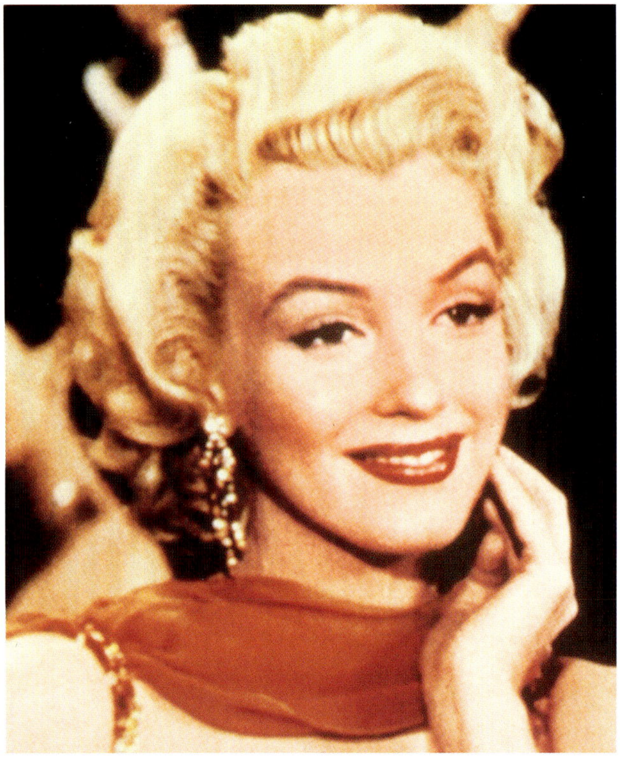

Blondinen sind keine Dummchen

„Blondinen bevorzugt" heißt der unvergessliche Film, in dem Marilyn Monroe (o.) ein naives Dummchen mimte. Diesem Klischee widersprechen englische Forscher in der Studie „Haarfarbe und Persönlichkeit". Es stellte sich heraus, dass Blondinen (echt oder gefärbt) keineswegs dumm sind. Sie haben lediglich mehr Lebensfreude. Rothaarige leiden häufiger an Stimmungsschwankungen als Blondinen, und Dunkelhaarige sind gesellschaftlich angepasster. „Eine Geste der Rebellion" sieht Tony Fallone, Leiter der Studie, in dem Wunsch nach einer anderen Haarfarbe. „Diese Frauen wollen ihr eigenes Lebensgefühl und die Art und Weise, in der sie auf Leute reagieren, verändern."

Graue Haare verschwinden, dunkle können um zwei bis drei Nuancen heller werden und helle Haare dunkeln durch die Coloration. Der Nachteil zeigt sich erst, wenn die Haare nachwachsen (durchschnittlich einen Zentimeter pro Monat). Am Haaransatz kommt die Naturfarbe zum Vorschein. Deshalb müssen die Haare hier erneut gefärbt werden.

Zu einer (fast) endlosen Geschichte entwickelt sich die Prozedur, dunkel gefärbte Haare wieder gegen die Naturfarbe auszutauschen. Es dauert Monate, bis die gefärbten Haare herauswachsen. „In dieser Zeit", so Gerhard Meir, „sieht das Haar total ungepflegt aus, weil die Farbübergänge nicht stimmen." Ein kleiner Tipp vom Starfigaro: „Mit der Haarfarbe angepassten Strähnchen lässt sich der Übergang erleichtern."

Blondierung oder Strähnchen?

Nicht selten passiert es, dass eine Dunkelhaarige plötzlich blond sein möchte. Das gelingt mit Intensivaufhellern (einem Wasserstoff-Sauerstoff-Gemisch). Zweimal aufs Haar aufgetragen, entlockt man selbst sehr dunklen Haaren ein schönes Weißblond. „Das muss man können, da muss der Fachmann ran", sagt Gerhard Meir nicht ohne Grund. Die Gefahr, dass aus dunklen Haaren maisgelbe werden, ist groß. Die Oxidation greift bei der Naturfarbe (einer

Mischung aus braun-schwarzen und roten Farbstoffen) überwiegend die braunschwarzen Bestandteile an. Im Klartext: Hier wirkt die Blondierung, während sie an den roten Pigmenten spurlos vorübergeht. Die Folge: Der Rotton schimmert durchs Haar und lässt es gelb erscheinen. Mit einer Tönung (Nachteil: wäscht sich schnell wieder aus) oder einer dauerhaften „Silber-Coloration“ (nach dem Bleichen aufs Haar aufgetragen) kann man dieses Manko beheben.

Wesentlich beliebter als die Blondierung sind bei Gerhard Meir blonde Strähnchen. Er und sein Team beherrschen diese Technik perfekt:

Mit dem Stielkamm werden aus den stufenweise abgeteilten Haaren einzelne Strähnchen herausgezogen. Anschließend wird eine Alufolie vorsichtig bis zum Haaransatz darunter geschoben. Verschiedene Blondtöne, mit dem Pinsel aufgetragen, erzielen später den beabsichtigten Effekt.

Die Strähnchen bleiben gut verpackt in der Folie, bis die Blondierung wirkt. Nach dem gewünschten Blondton (z. B. Honig- oder Platinblond) und der Naturfarbe (bei sehr dunklen Haaren bleibt die Blondierung länger drauf) richtet sich die Einwirkdauer. Stimmt das Ergebnis, wird die Folie entfernt und das gesträhnte Haar gründlich ausgewaschen. Noch nicht ganz trocken, zeigt sich der Erfolg: Das Blond wirkt im Mix mit der Naturfarbe natürlicher. Und der große Vorteil zum blondierten Haar: „Die Strähnchen müssen“, so Meir, „nur alle sechs bis acht Wochen erneuert werden, weil der Übergang zum nachwachsenden Haaransatz nicht so brutal zum Vorschein kommt.“

Die Tönung – eine sanfte Coloration

Im Gegensatz zum Haarefärben und Blondieren schonen Tönungen das Haar. Die meist schaumigen oder kremigen Präparate sind frei von Oxidationsmitteln. Statt dessen enthalten sie Farbkörnchen, die sich – aufs feuchte Haar aufgetragen – am Haar ablagern. Sie wirken an der Oberfläche, mit der Folge, dass die Tönung nur für eine kurze Zeit hält. Das „Farbwunder“ verschwindet nach mehrmaliger Haarwäsche.

Doch die Tönung hat noch einen weiteren Nachteil: Sie kann weder graue Haare kaschieren noch helle herbeizaubern. Was sie allerdings auf schonende Weise schafft: dunkle Haare um zwei bis drei Nuancen dunkler zu tönen und der natürlichen Haarfarbe einen intensiveren Ton zu verleihen. Leicht aufhellen lässt sich blondes oder blondiertes Haar. Gerhard Meirs Credo zur Tönung: „Ein guter Frisör kennt alle Schattierungen. Deshalb sollte man ihn zuerst einmal um Rat fragen.“

Mit Haut und Haaren Farb

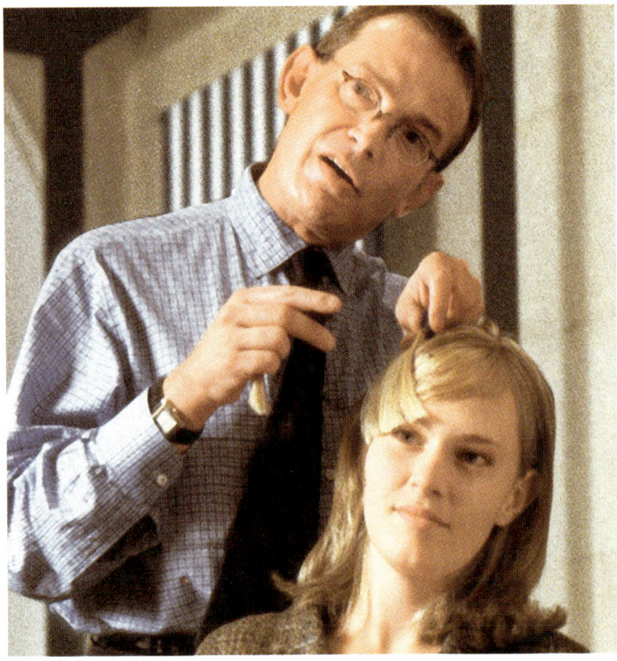

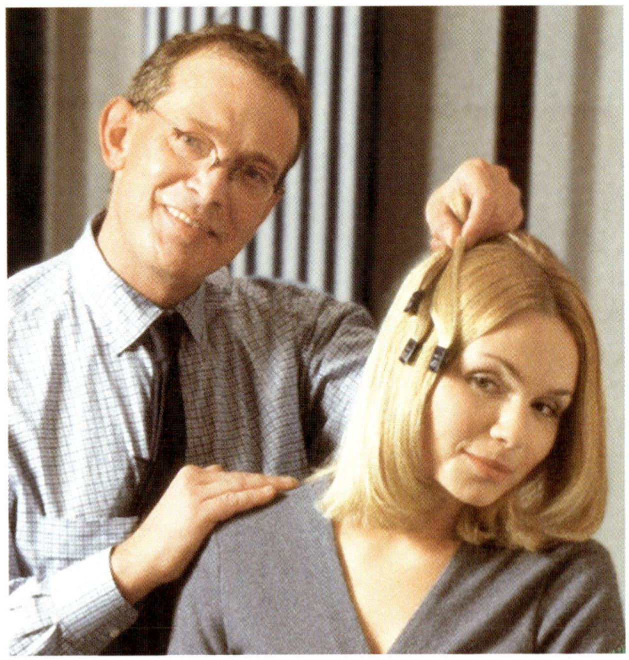

Frühling

Zart wie die ersten Knospen: der Frühlingstyp. Zum transparenten, hellbeigen Teint mit leicht pfirsichfarbenem Wangenrot passen alle warmen Blondtöne. Dabei reicht die Farbskala von dezentem Weizenblond bis hin zum kräftigen Honigblond.
Besonders attraktiv wirken bei diesem Typ helle, goldblonde Strähnchen. „Weder dunkelbraune noch rote Haare stehen diesem Typ“, betont Gerhard Meir beim Farbtest an Model Michelle, dem zarten Frühlingstyp.

Sommer

„Einen kühlen Kopf bewahren“ – das Motto für den Sommertyp. Hell, klar, manchmal auch ein bisschen fahl wirkt der Teint, zu dem alle gedämpften Haarfarben passen. Meir: „Blond, Braun und dezente Rottöne sollte dieser Typ tragen.“
Ganz richtig, wie man an Model Renata, dem Sommertyp, sieht: Platin- und aschblonde Haare, von Gerhard Meir ins Gesicht drapiert, stehen Renata ebenso gut wie ein sanftes Braun und Rottöne ohne Goldeffekt.

e bekennen

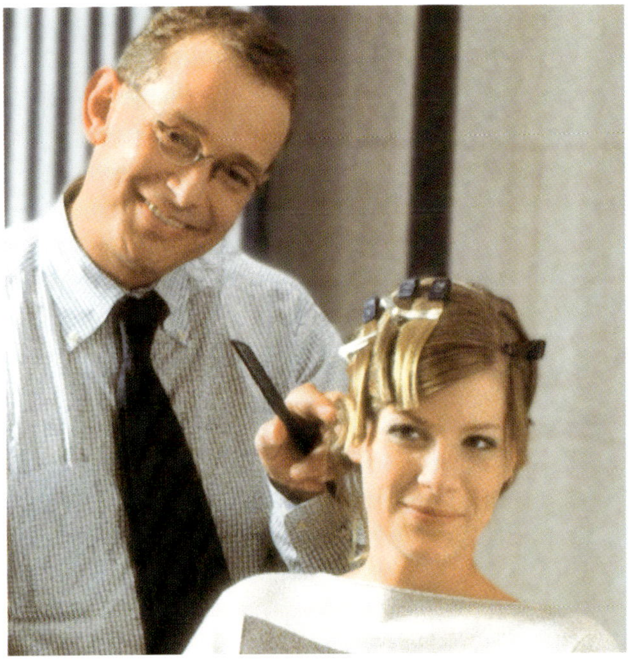

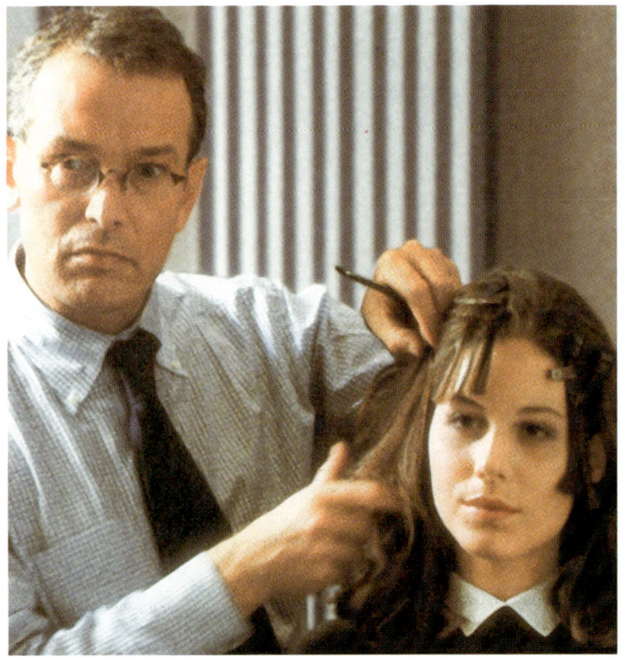

Herbst

Ein Hauch von buntem Laub spiegelt sich im Gesicht des Herbsttyps. Der Teint, gekennzeichnet von gleichmäßig verlaufender elfenbeinfarbener Struktur oder leicht gelblich mit einigen Sommersprossen, gibt kräftigen Haarfarben den Vortritt. „Brauntöne mit einem leichten Touch ins Goldene oder Rot mit einem Schuss Kupfer und sogar Karottengelb sehen bei diesem Typ gut aus“, sagt Gerhard Meir. Model Jessica ist der ideale Herbsttyp. Die braunen Haare stehen ihr ausgezeichnet. Doch sie könnte problemlos auch Tizianrot, Kastanie oder Karottengelb tragen.

Winter

Der Winter, die Jahreszeit mit den kurzen Tagen und langen Nächten, prägt seinen eigenen Typ: Erkennbar am milchig weißen Teint („Tagtyp“) oder an der zart olivfarbenen Haut mit leichten Blautönen („Nachttyp“) liebt er dunkle Farb-Variationen. Von Dunkelbraun bis Blau-Schwarz reicht die Farbskala. Meir: „Auch Rottöne sind tragbar. Sie müssen allerdings dezent sein.“ An Model Kathrin, dem Wintertyp, präsentiert der Starfigaro die ins Tiefschwarz und ins Rot-Violett gehenden Haarfarben.

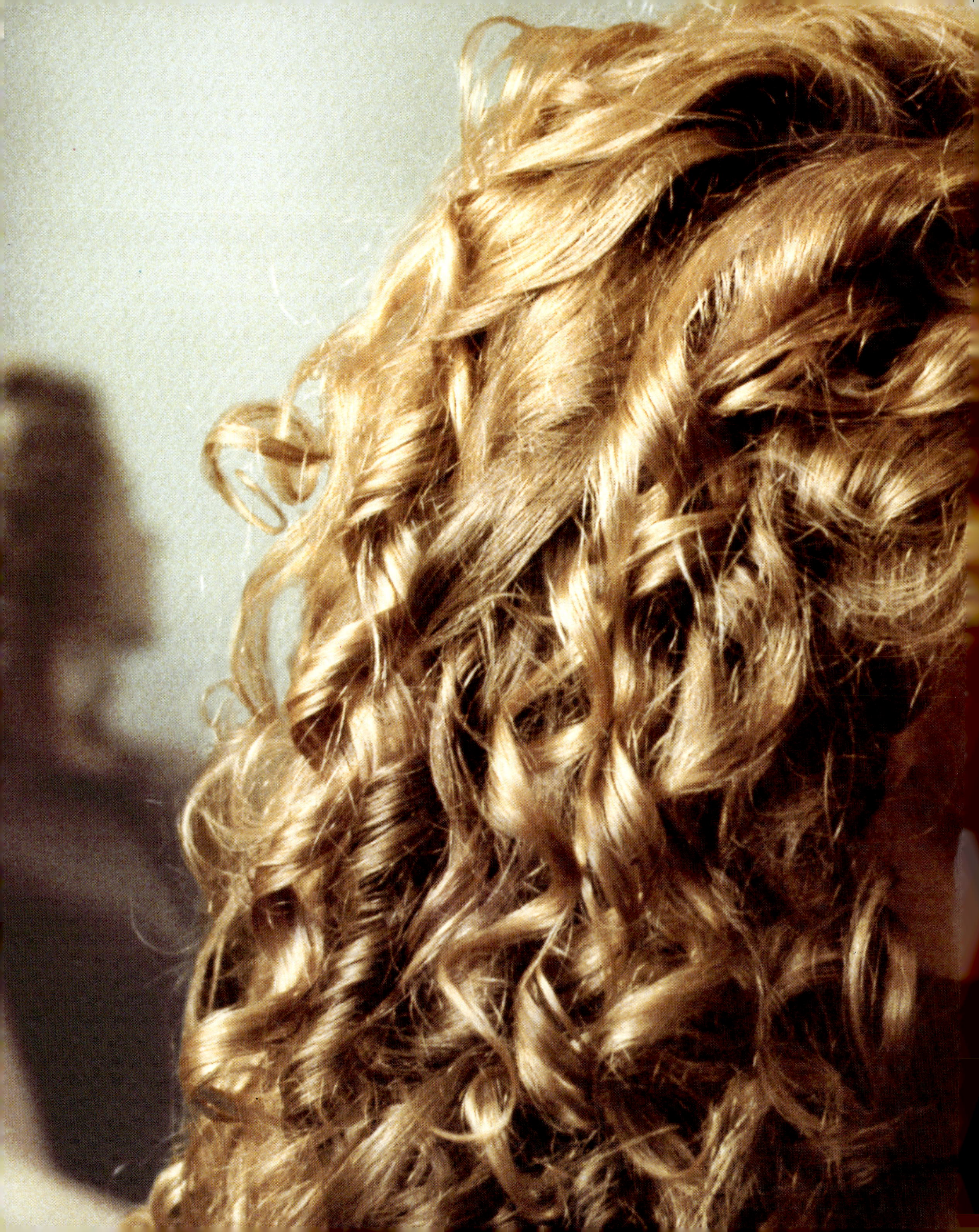

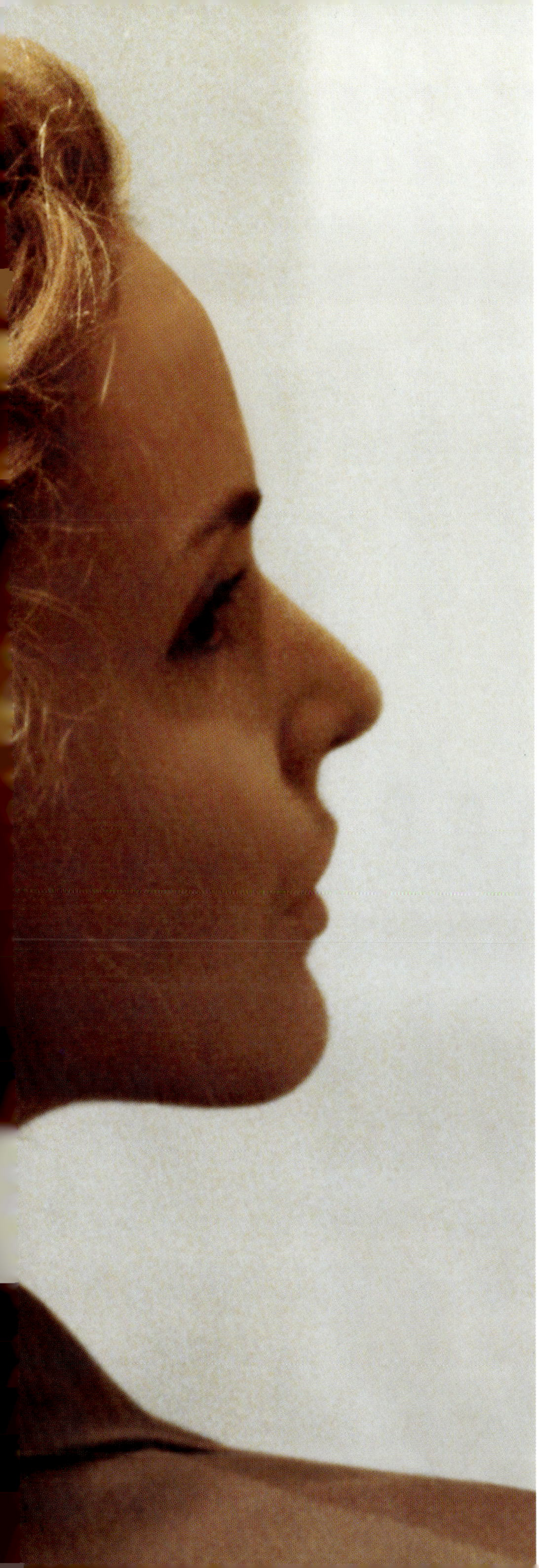

Dauerbrenner Dauerwelle

Locken sind auch heute noch der Inbegriff weiblicher Schönheit. Wer glatte Haare hat, fühlt sich von der Natur benachteiligt. Das wusste schon der deutsche Frisör Karl Ludwig Nessler, der die Erfindung der Dauerwelle seinen Kollegen am 8. Oktober 1906 in London präsentierte. Inzwischen ist dieses Ereignis fast ein Jahrhundert her. Die Dauerwelle entwickelte sich zum Dauerbrenner: Noch heute lässt sich jede zweite Frau mindestens einmal im Jahr eine Dauerwelle legen.

Lockenpracht und Fülle – keine Wonne fürs Haar

Das alte Sprichwort „Schönheit hat ihren Preis" trifft auch auf die Dauerwelle zu. Lockenpracht und Fülle verleihen dem Haar zwar die gewünschte Attraktivität, doch die Haarstruktur wird durch die Chemie erheblich geschädigt. „Jede Frau sollte sich die Dauerwelle vom Frisör legen lassen", räumt Gerhard Meir ein. „Er kennt das Haar und weiß, was man ihm zumuten kann." Großzügige Wellen oder Ansatzwellen, die einen besseren Stand ins Haar brin-

Lockenpracht und Fülle: Wunderschöne Kringellocken zieren Helens langes, dunkles Haar

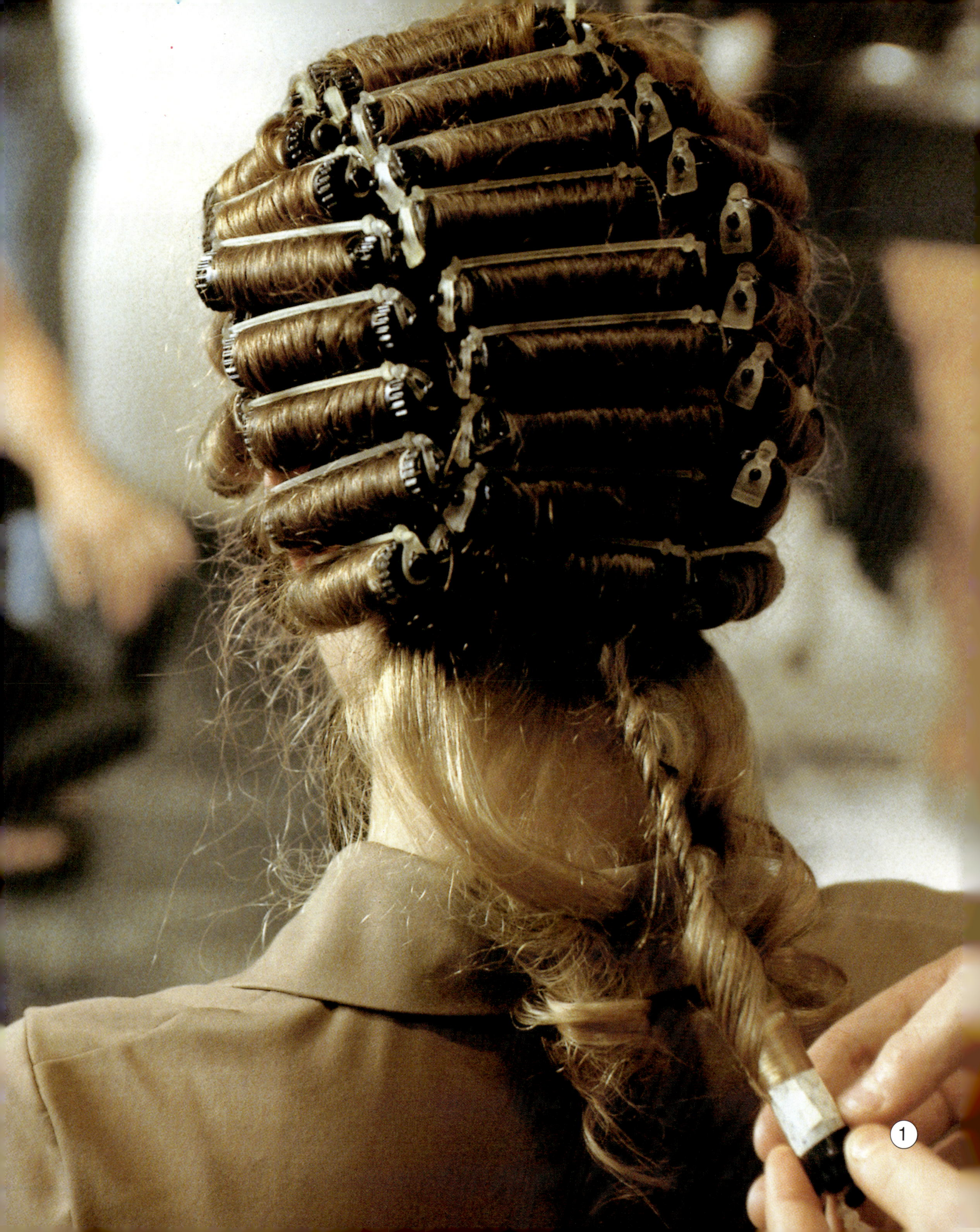
1

Dauerbrenner Dauerwelle

gen sollen, verlangen eine weit weniger intensive chemische Behandlung als dichte, kleine Locken. Zu beachten ist außerdem der Schnitt: Zu Wellen gehören gleich lange, stumpf geschnittene Haare. Kringellocken erfordern einen Stufenschnitt. „Auch auf die neue Haarlänge nach der Dauerwelle muss die Kundin hingewiesen werden", sagt Meir. Die Haare fallen schon nach der Dauerwelle um einige Zentimeter kürzer aus. Werden die Spitzen noch geschnitten, bleiben unliebsame Überraschungen oft nicht aus. Meir: „Die Kundin, an mittellanges Haar gewöhnt, sieht sich plötzlich mit kinnlangem Haar und ist entsetzt." Pflegeleicht ist eine Dauerwelle nur bei Kringellocken, die man lufttrocknen kann. Sonst gilt wie bei glatten Haaren auch: auf Wickler drehen oder föhnen.

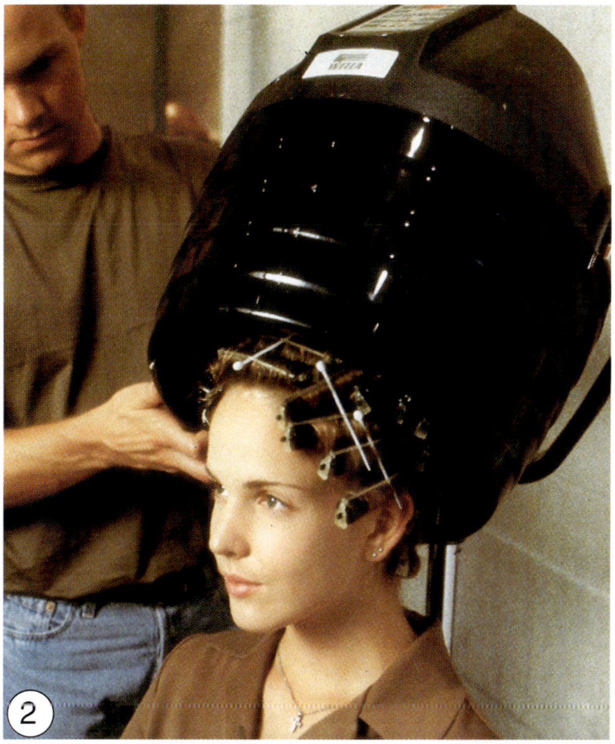
2

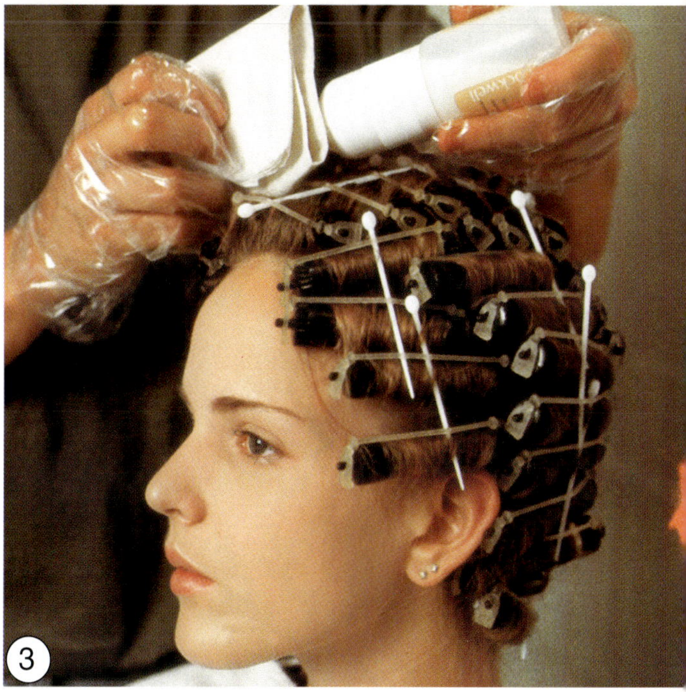
3

❸ *Vorsicht ist angesagt: Frisör Lars trägt Handschuhe und schützt Helenes Gesicht mit einer Serviette, während er die Wellflüssigkeit auf die gewickelten Haare träufelt*

❶ *Die Haarspitzen werden erst in Papier gewickelt, dann eingedreht* ❷ *Einwirkzeit unter der Haube – je nach Haartyp – 15 bis 25 Minuten*

Dauerbrenner Dauerwelle

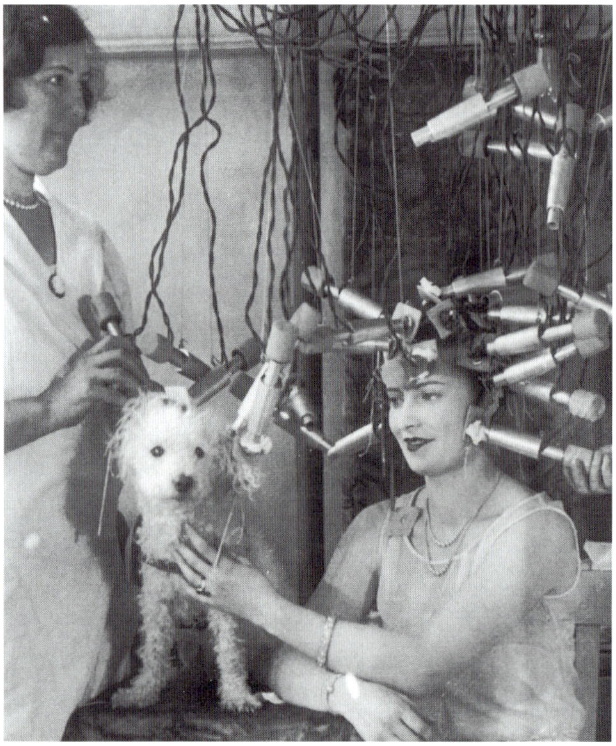

Alter Dauerwellenapparat: Eine schwere Last auf dem Kopf und fast unerträgliche Temperaturen (500°C und mehr) mussten die Kundinnen erleiden

„Sauer“ oder „alkalisch“ – zwei Begriffe für unterschiedliche Dauerwellen. Die schonenden sauren Wellpräparate eignen sich jedoch besser für weniger starke Wellen und bei langem, bereits vorgewelltem Haar. Sie halten in der Regel auch nicht so lange wie die alkalische Welle.
Unterstützt von natürlichen Wirkstoffen und angereichert mit haarschützenden Pflegestoffen, ist die alkalische Welle heute längst nicht mehr so aggressiv wie einst. Sie verleiht kräftigem, gesundem und schwer wellbarem Haar die gewünschte Lockenpracht und Fülle.
Doch das Haar wächst nach, der Ansatz ist glatt und der Frisur fehlt der Stand. Eine neue Dauerwelle wäre quälend fürs Haar. Die Lösung: eine Ansatzwelle. Nur am Haaransatz gewickelt und mit Wellflüssigkeit behandelt, bleiben die vorhandenen Wellen von zusätzlicher Chemie verschont. Einen weiteren Vorteil in dieser Methode sieht Gerhard Meir: „Mit der Ansatzwelle bringt man in glattes Haar mehr Stand.“

Zauberhaft: Helenes Lockenmähne. Die Locken wurden mit dem „Diffusor“ aufgewirbelt, eine Strähne aus dem Gesicht gezogen, hochgesteckt

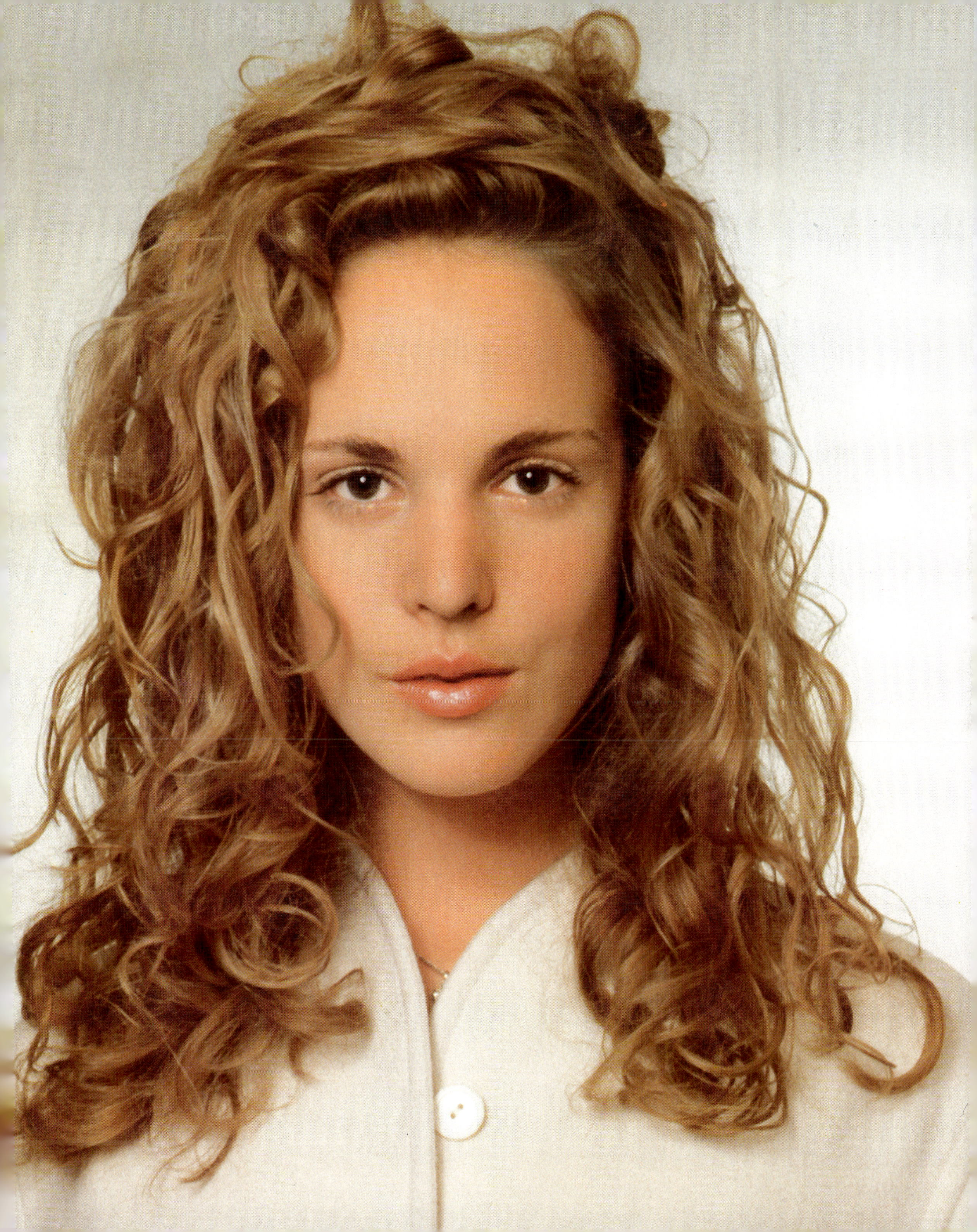

Dauerbrenner Dauerwelle

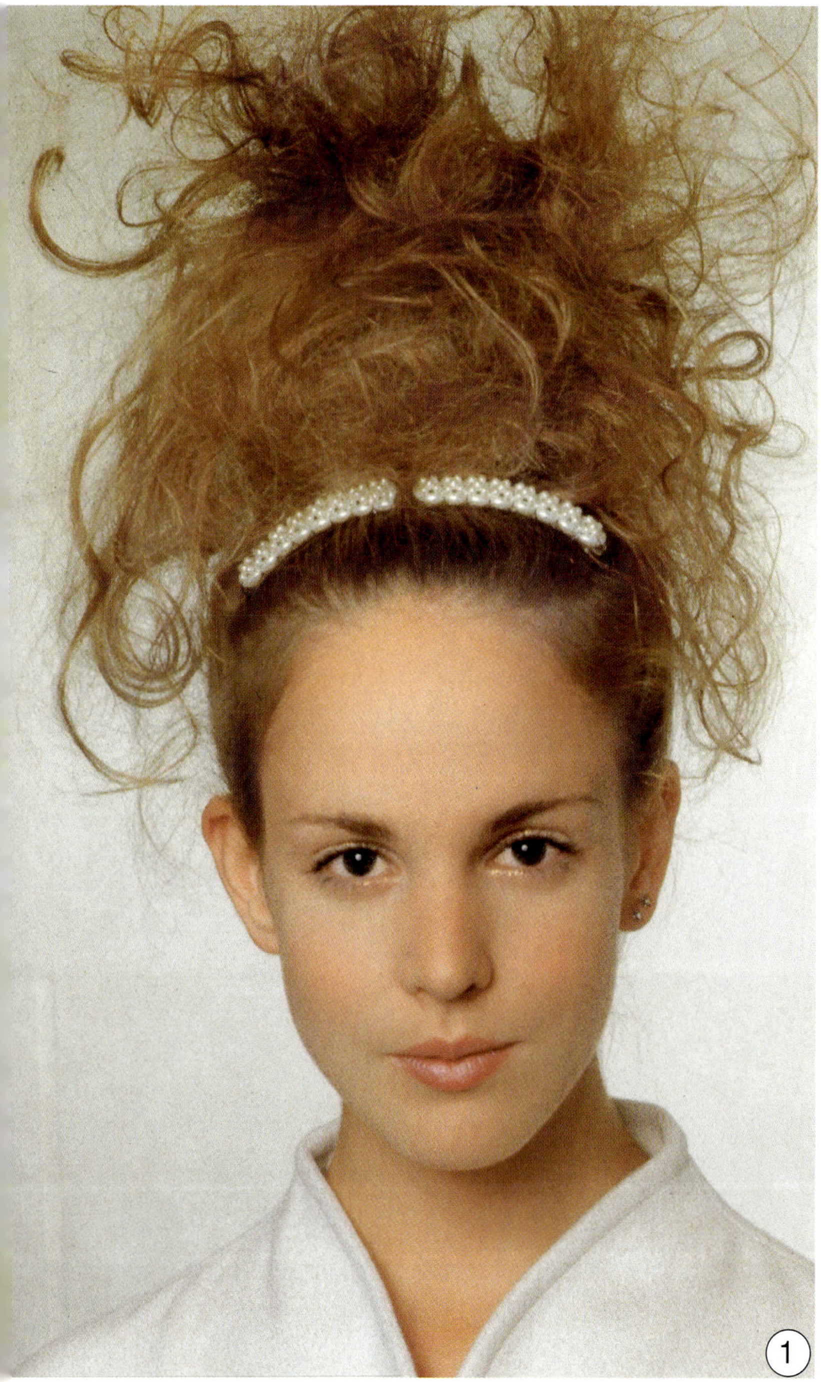

Dauerwelle und Farbe – ein gewagtes Spiel

Den Wunsch vieler Frauen „Ich möchte gern eine andere Haarfarbe und Locken" hört Gerhard Meir immer wieder. Als Frisör, der sein Handwerk versteht, sieht er sich natürlich zur Wahrheit aufgefordert. „Erst die Dauerwelle, dann die Farbe", sagt Meir. Zwei bis drei Wochen muss man das Haar schonen, bevor man es färbt. Ganz heikel wird es bei Blondierungen oder Strähnchen. Die mit Chemie behandelten dauergewellten Haare brauchen jetzt einen erneuten chemischen Schub: Mit Wasserstoff-Superoxyd werden dunkle Haare gebleicht. Das geht an die Substanz, die Haare können brechen.

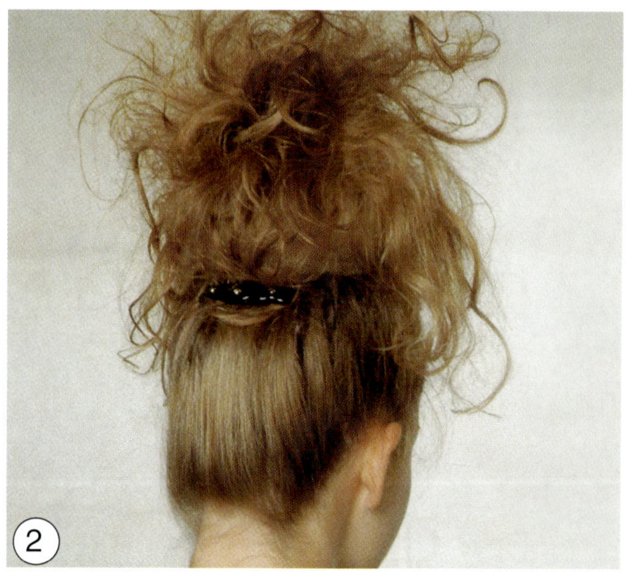

❶ + ❷ Festliche Abendfrisuren: Mit einem Dutt werden die toupierten Haare nach oben gestylt

❸ Haare am Hinterkopf und an den Seiten festgesteckt

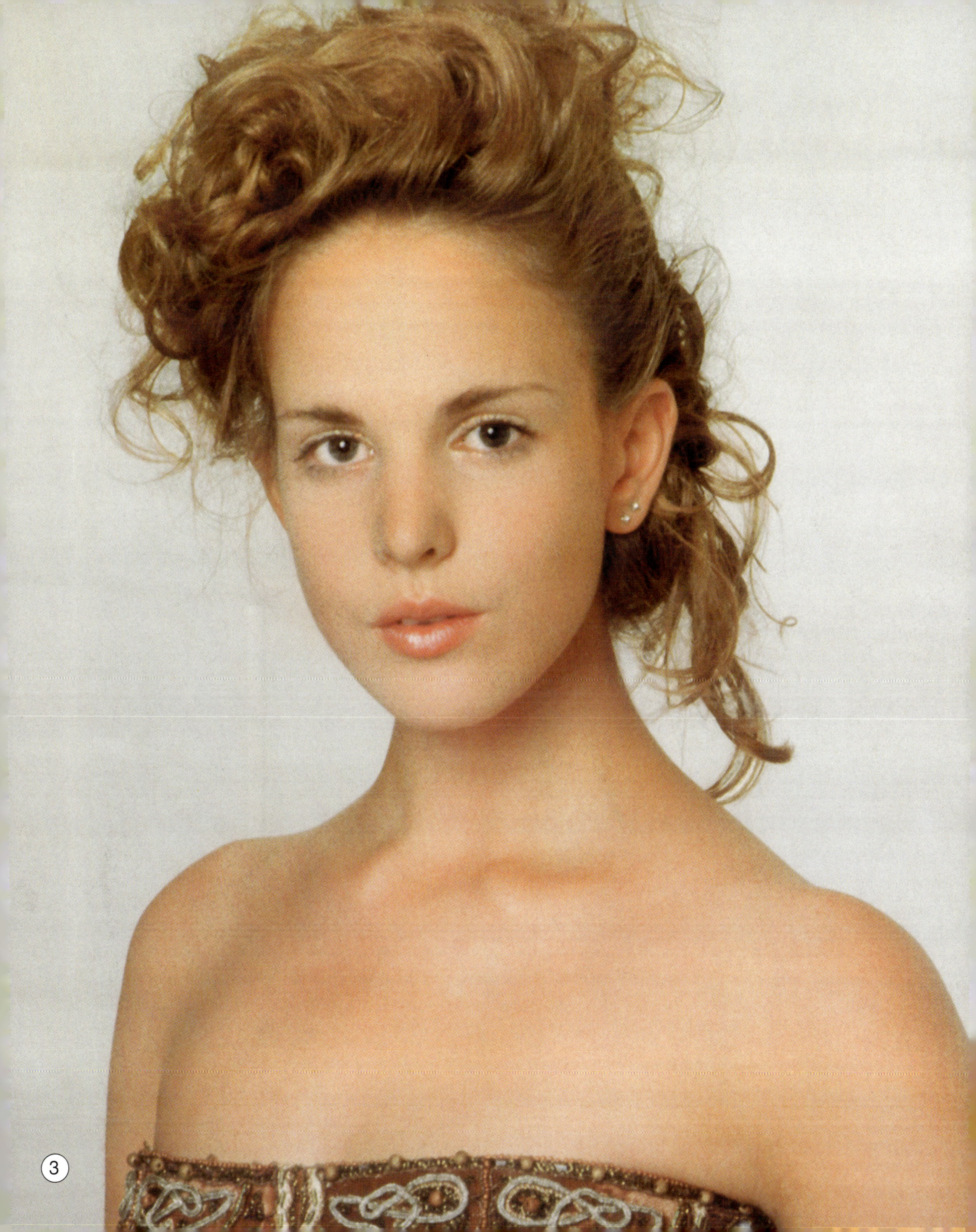
3

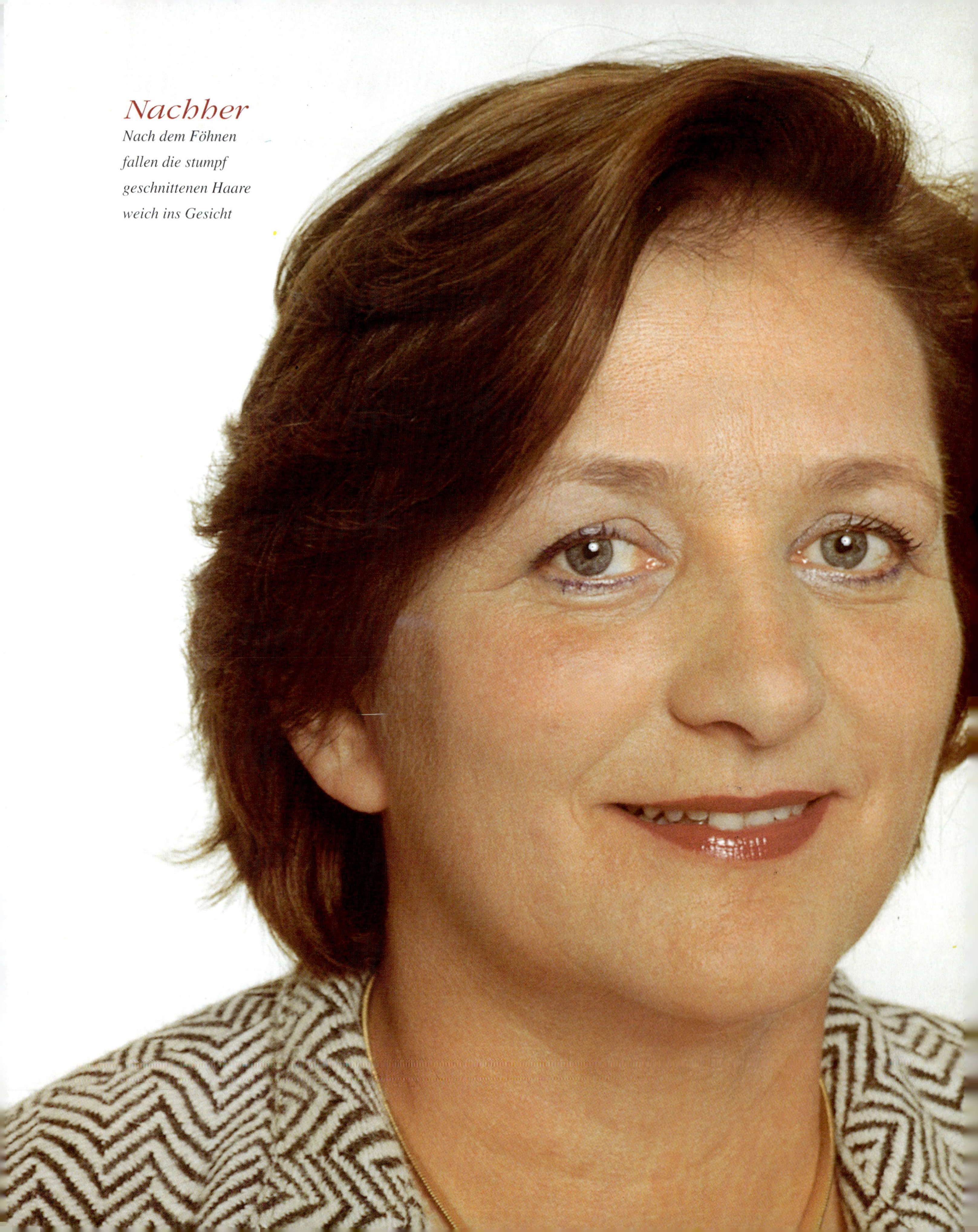

Nachher
Nach dem Föhnen fallen die stumpf geschnittenen Haare weich ins Gesicht

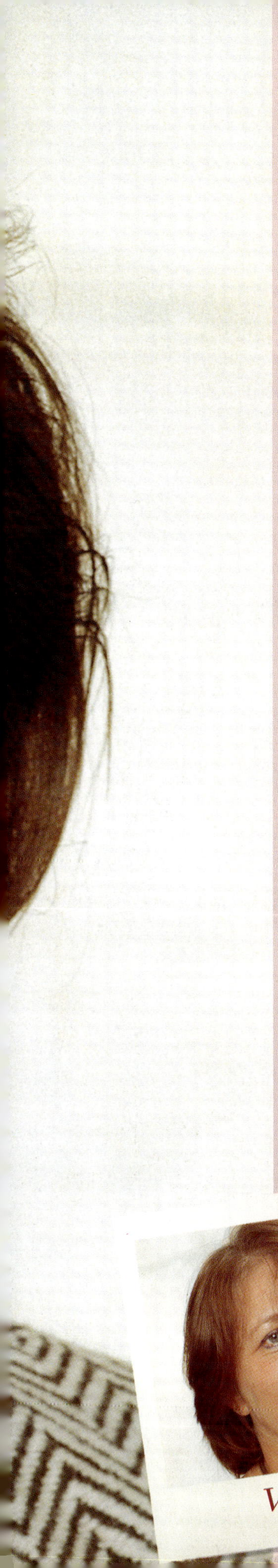

Figaros Verwandlungs-künste

Den Reigen der Vorher-Nachher-Galerie eröffnet die Politikerin Sabine Leutheusser-Schnarrenberger. Ihr schließen sich zehn junge Frauen mit unterschiedlichen Berufen an.

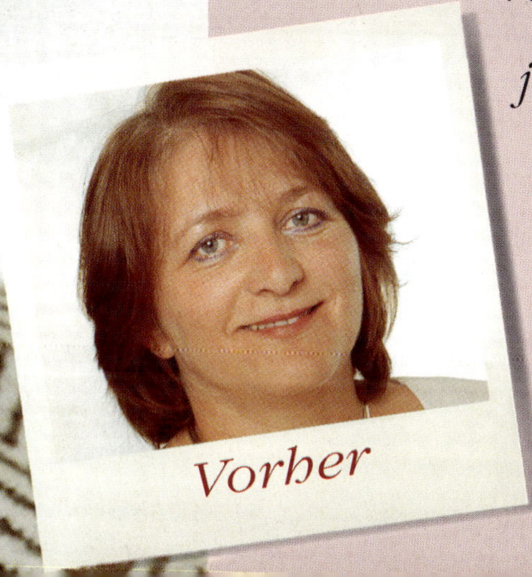

Vorher

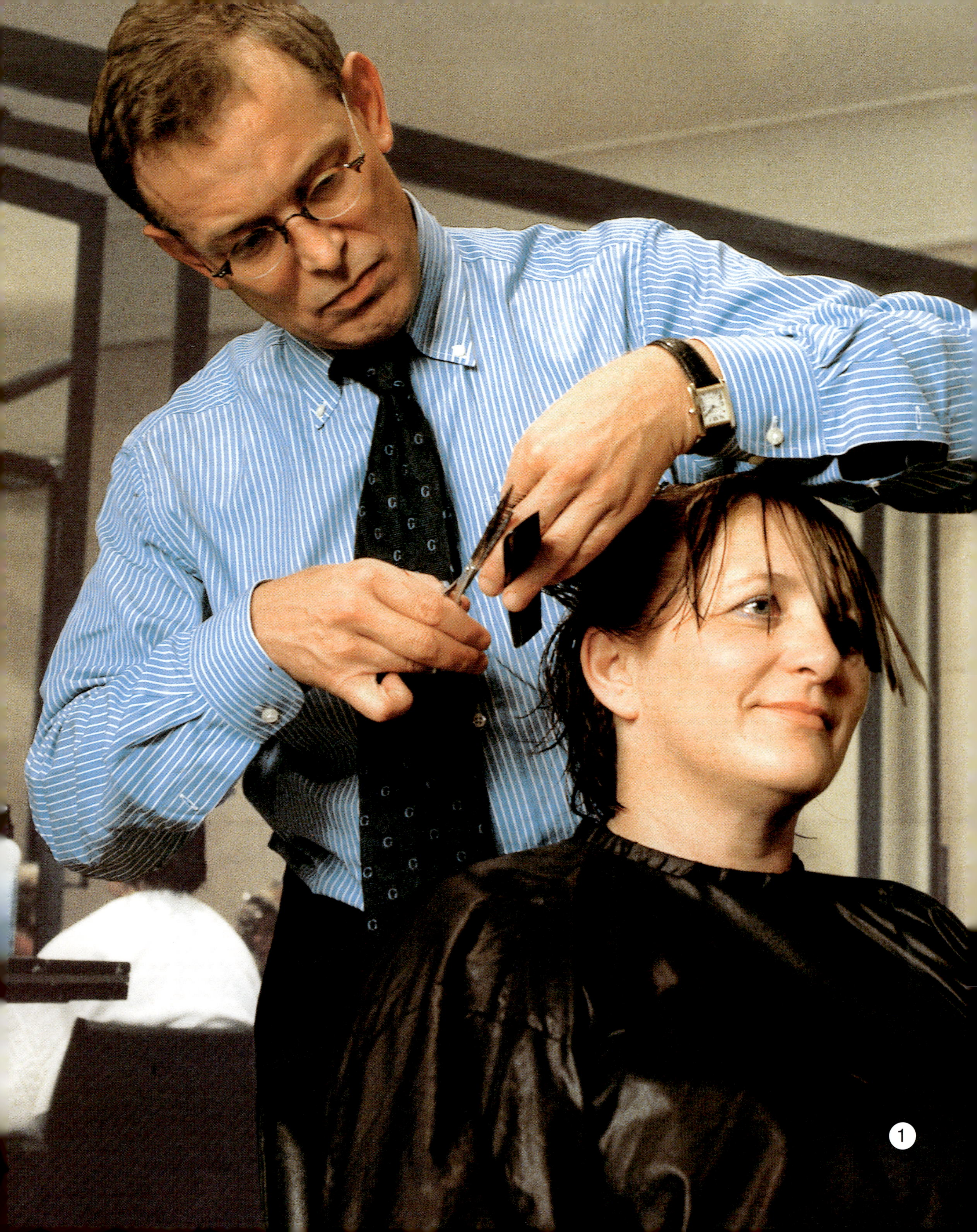
1

Sabine Leutheusser-Schnarrenberger:

DIE TEMPERAMENTVOLLE

„Sie macht viel zu wenig aus ihrem Typ. Der Zottelpony drückt ihr Gesicht in die Breite, das ist fast schon eine Sünde ...“, kritisierte Starfigaro Gerhard Meir 1994 in der Zeitschrift BUNTE Sabine Leutheusser-Schnarrenberger. Die FDP-Abgeordnete und ehemalige Justizministerin hat sich diese Worte offensichtlich zu Herzen genommen: Der Pony verschwand, aber sonst änderte sich nichts. Jetzt wollte es Sabine Leutheusser-Schnarrenberger wissen. Sie war neugierig und gespannt auf des Meisters Verwandlungskünste. Das Ergebnis überzeugte: „Er ist wirklich der Beste.“ Kein Wunder also, dass die prominente Politikerin seither zu seinen Stammkundinnen im „Le Coup“ im Berliner Hotel Adlon zählt.

❶ Die Frisur muss sitzen und praktisch zu pflegen sein“, sagt Meir. Grundlage dafür: der perfekte Schnitt. Dazu werden die Haare stumpf geschnitten

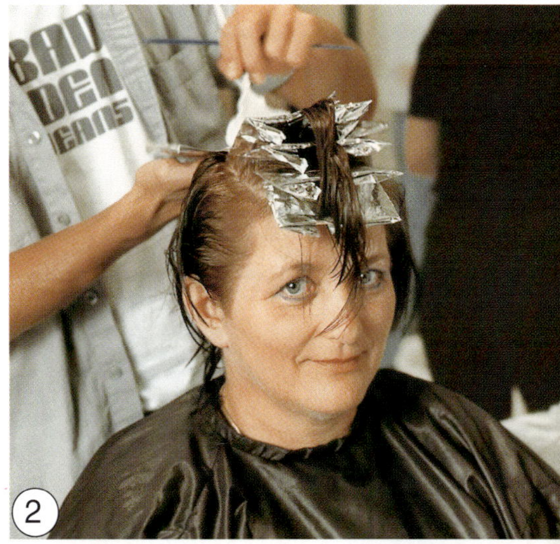

❷ Nach der Intensiv-Tönung werden die dunklen Haare von Sabine Leutheusser-Schnarrenberger mit einigen blonden Strähnchen aufgelockert

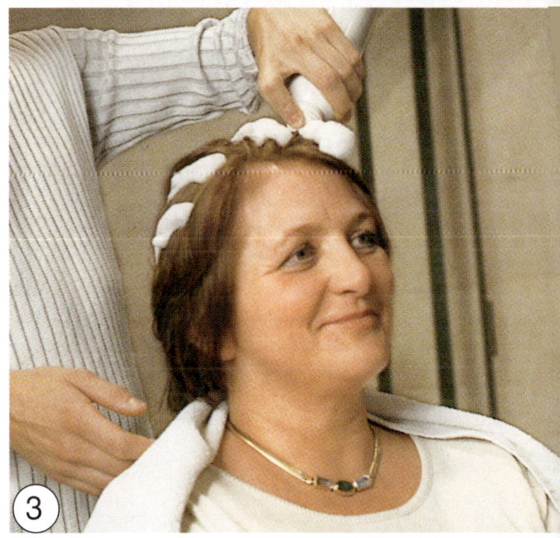

❸ So halten die Haare besser und länger: vor dem Föhnen Stylingschaum ins Haar kneten, dann vorsichtig kämmen

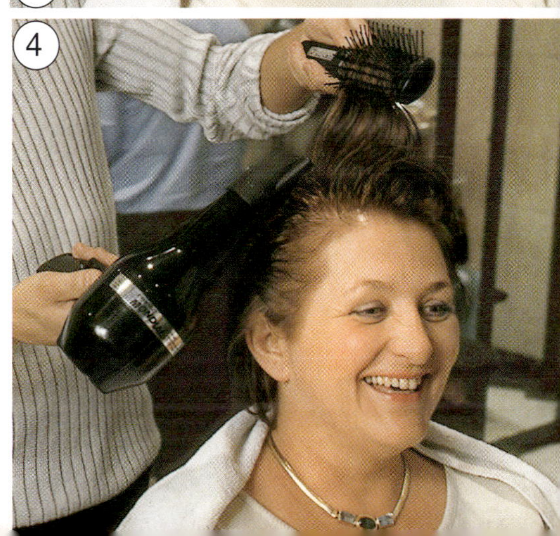

❹ Ein sichtliches Vergnügen für Sabine Leutheusser-Schnarrenberger: das Föhnen über die Rundbürste

Martina: DIE SANFTE

Einkaufsassistentin ist ihr Job. Doch ihre Freizeit verbringt sie am liebsten in der freien Natur auf dem Rücken der Pferde. Und einem Abend in der Disco ist sie auch nicht abgeneigt.

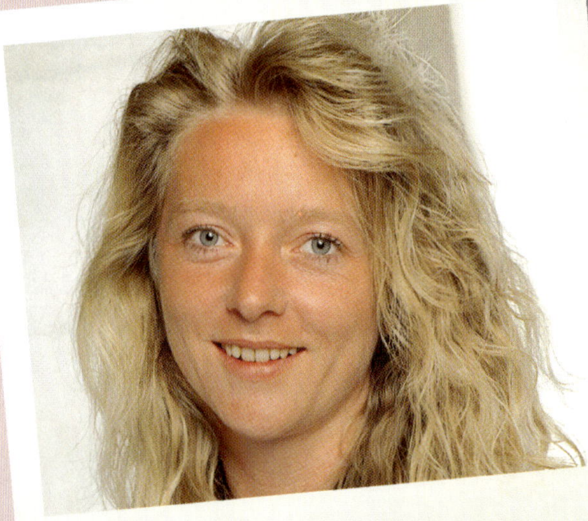

Vorher

Ich war gespannt auf die neue Frisur", sagte Martina, die mit ihren blonden, schulterlangen, naturgewellten Haaren einige Schwierigkeiten hat. Das Haar lässt sich schwer bändigen, die Naturwelle widersetzt sich jedem Styling. Martina: „Ich habe schon so viel ausprobiert, doch immer wieder komme ich auf die gleiche Frisur zurück." Diese Frisur gefällt Martina jedoch nur bedingt. Sie findet sie zu bieder. Die blonde Mähne sollte der Verwandlung allerdings nicht zum Opfer fallen. Kein Problem für Starfigaro Gerhard Meir: Er schnitt die Spitzen auf gleiche Länge und zauberte „die sanfte Verführung". Martina war begeistert, und ihr Freund hat sie erst auf den zweiten Blick erkannt.

FRISUR 1

Glatt geföhnte Naturwelle: Seitenscheitel, Haare ins Gesicht und hinters hinters Ohr frisiert, Außenwelle

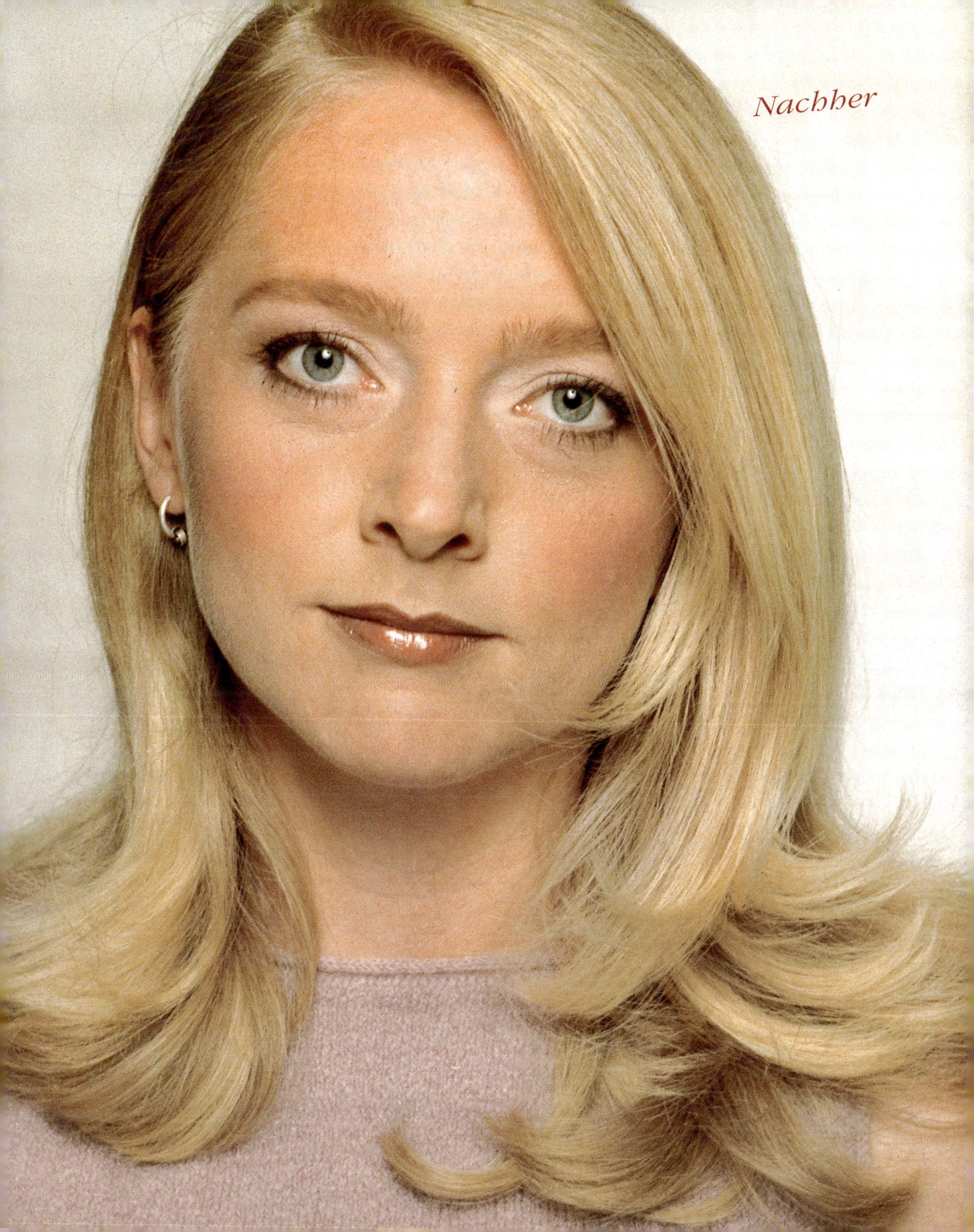
Nachher

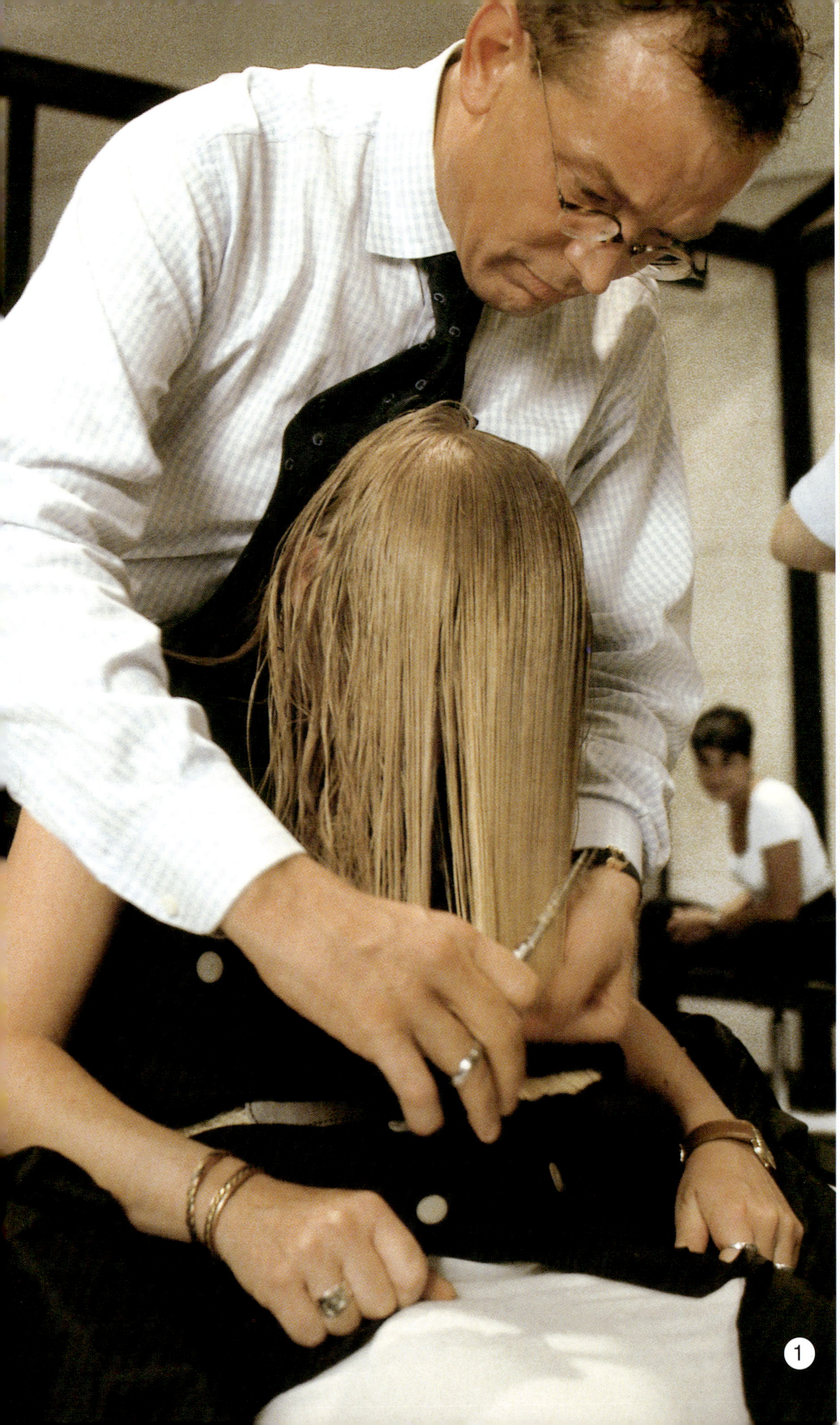

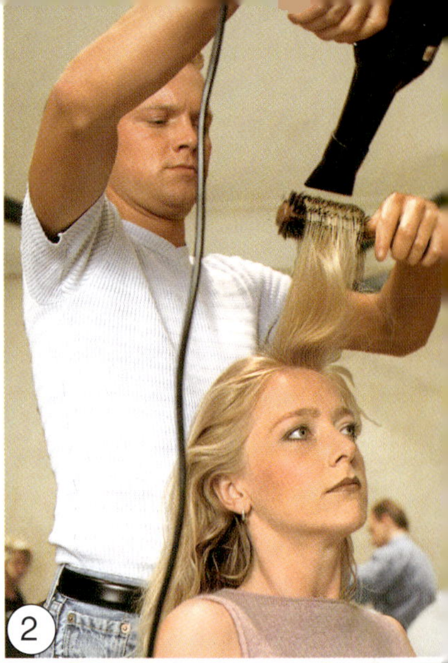

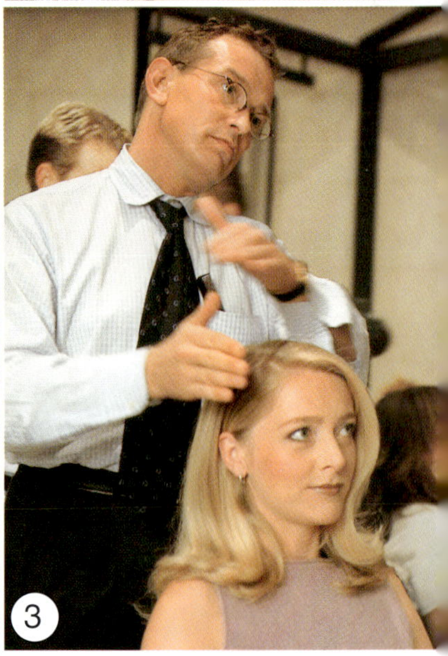

So wird's gemacht

❶ Zuerst schneidet Gerhard Meir die Spitzen auf gleiche Länge ❷ Kraftvoll föhnt Gerhard Meirs Mitarbeiter Lars Martinas Haare ❸ Nach dem Ausbürsten legt der Starfigaro beim Finish selbst Hand an

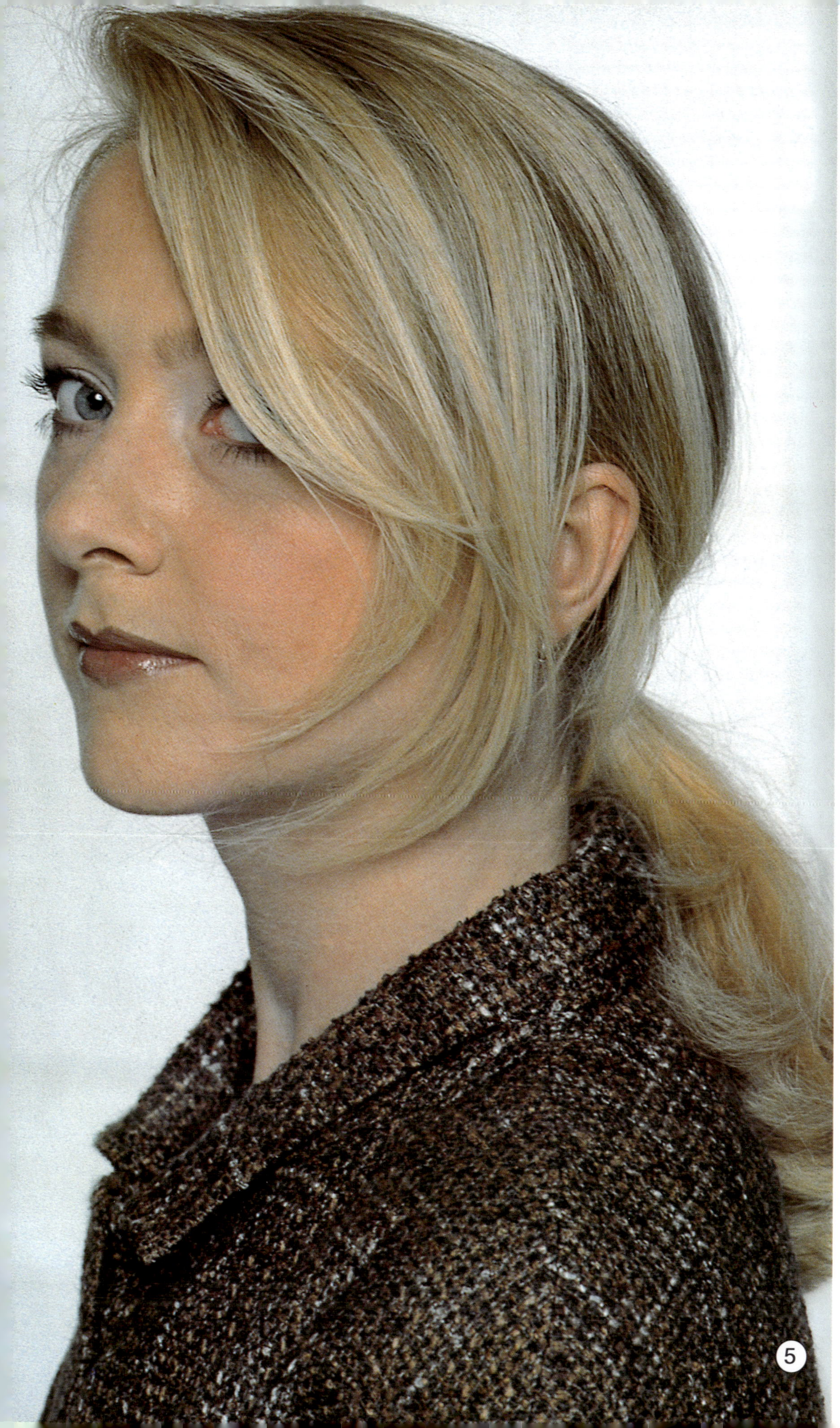

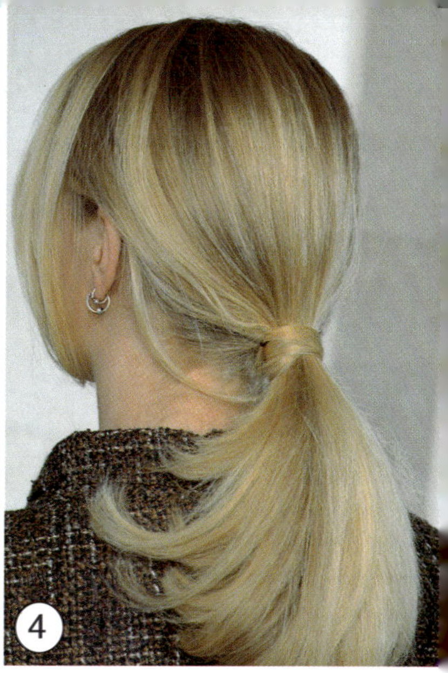

4

FRISUR 2

❹ Ideal im Job: der „Pferdeschwanz“ – die Haare mit beiden Händen nach hinten ziehen und mit einer Hand im Nacken festhalten. Zwei Strähnen vorsichtig aus dem Pferdeschwanz herausziehen. Links und rechts um die Haare wickeln, mit Klammern feststecken ❺ Die vorn leicht gestuften Haare vom Seitenscheitel aus ins Gesicht fallen lassen

5

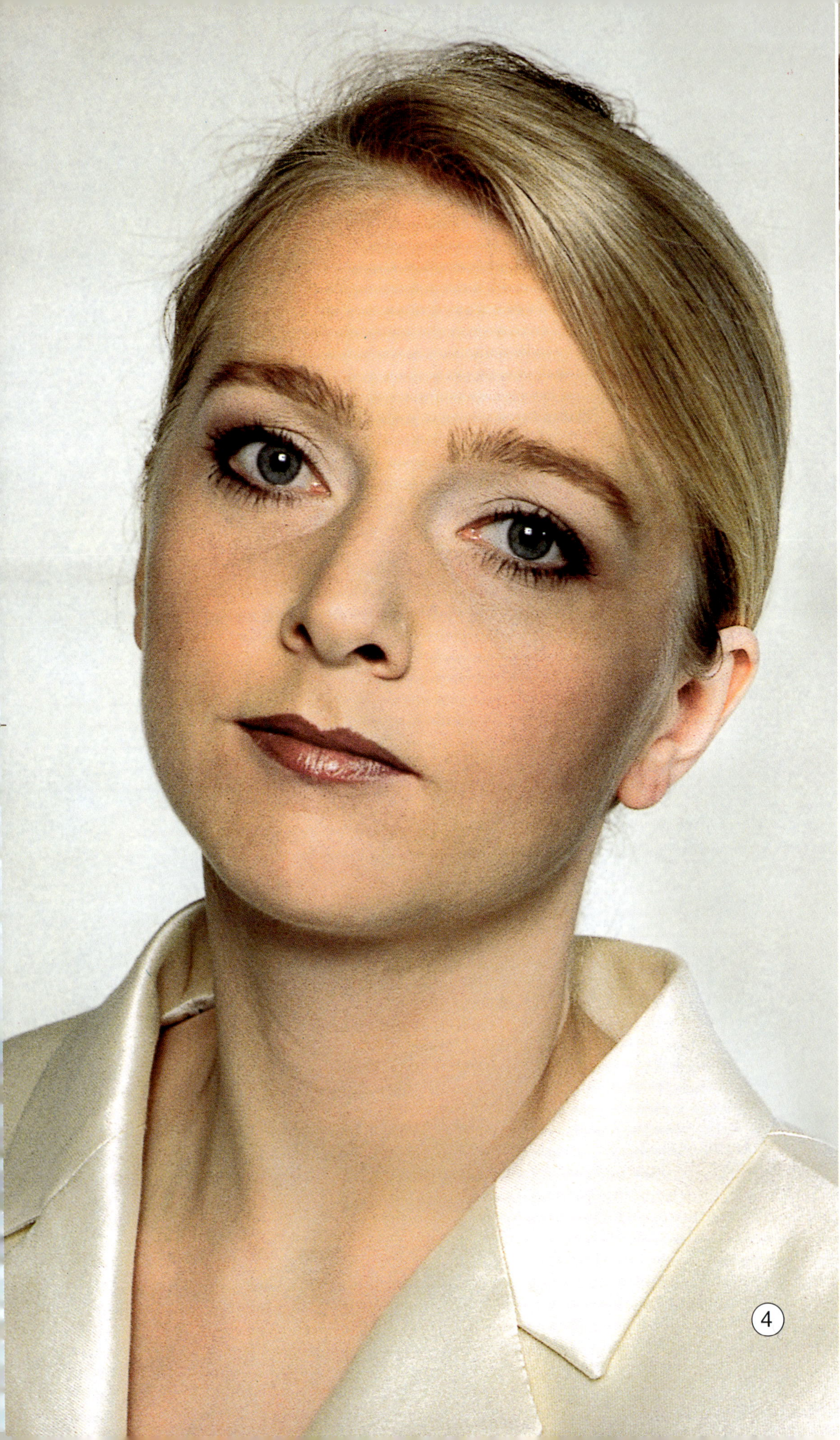
4

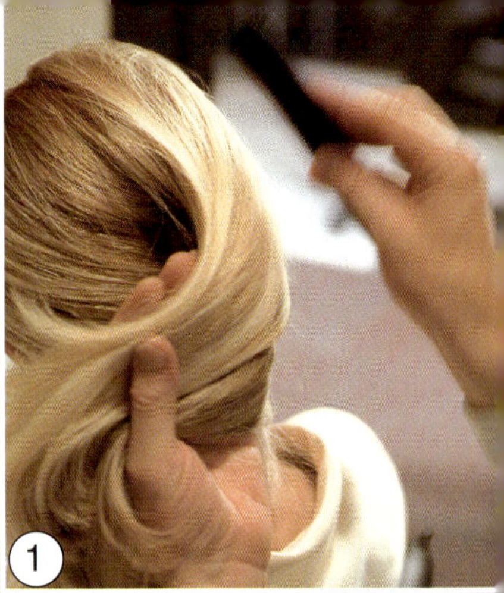
1

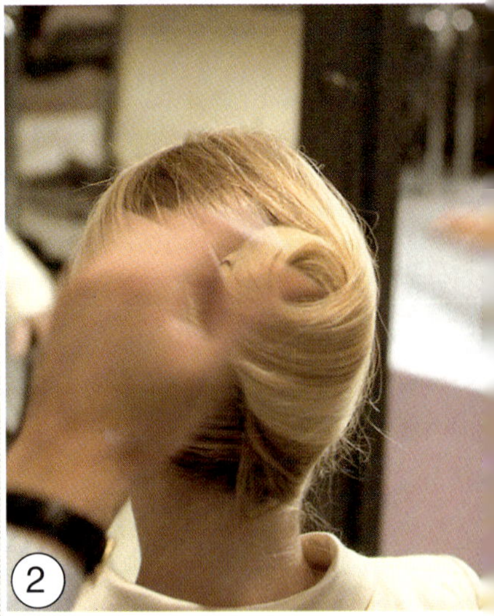
2

FRISUR 3

Nach wie vor ein Hit: die „Banane“ ❶ *Mit viel Fingerfertigkeit und Geschick geht Gerhard Meir ans Werk. Die Haare streng nach hinten kämmen, eine Haarhälfte mit einer Hand am Hinterkopf festhalten, die zweite darüber stülpen* ❷ *Mit Klammern befestigen* ❸ *Ein Augenschmaus: die fertige „Banane“*
❹ *Schlicht: von vorn*

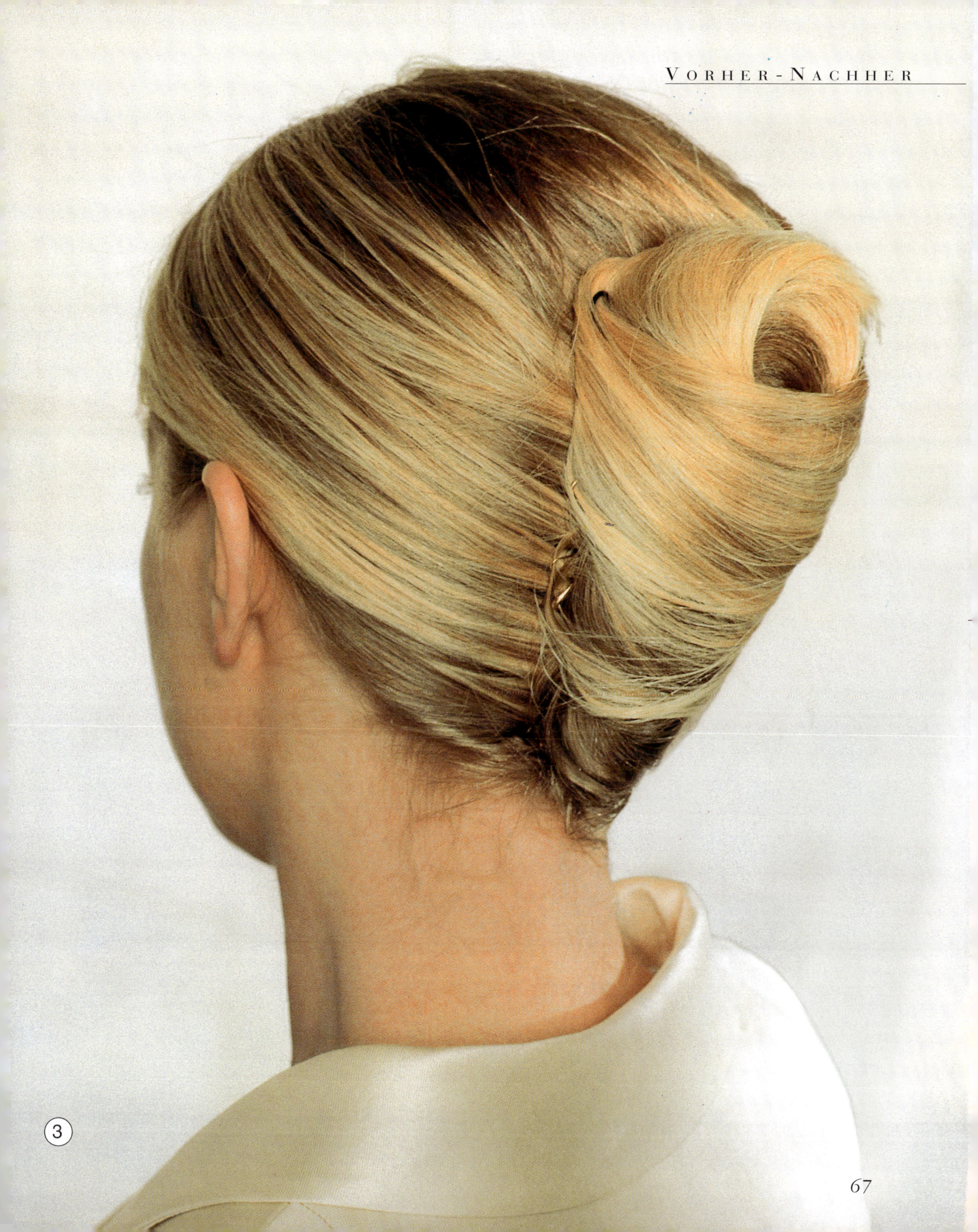

3

Annette: DIE ROMANTISCHE

Konzentration und Perfektion werden von der Redakteurin im Beruf verlangt. In der Freizeit bevorzugt sie die Bewegung beim Tanz. Die totale Entspannung findet sie jedoch in der Oper.

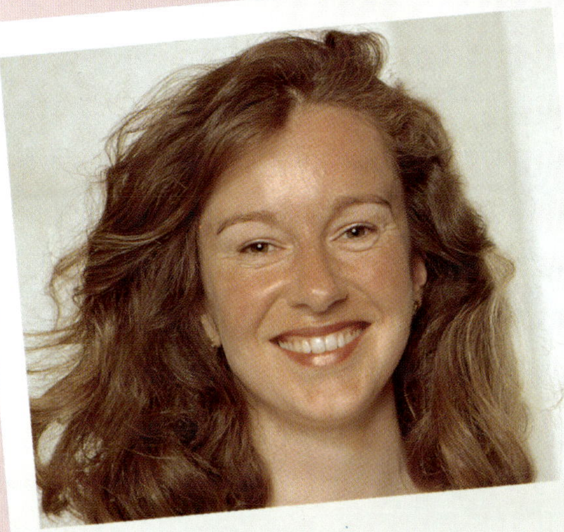

Vorher

„Meine Haare sind schwierig. Ich habe schon so viele Frisöre ausprobiert, doch mit keinem war ich zufrieden“, sagt Annette. Ihre Naturwelle fällt eigenwillig in alle Richtungen. Deshalb trägt sie ihre schulterlangen Haare meist offen oder im Nacken zusammengeknotet. Ohne Angst und Vorbehalte ließ sie sich auf die Frisuren-Umwandlung bei Gerhard Meir ein. Am Schluss war sie überglücklich und begeistert: „Einfach toll, was dieser Frisör aus meinen Haaren und meinem Typ machte. Hoffentlich kann ich das selbst ohne fremde Hilfe auch so gut.“

FRISUR 1

Romantisch: die schulterlangen Haare über die Bürste föhnen, Seitenscheitel ziehen, locker fallen lassen

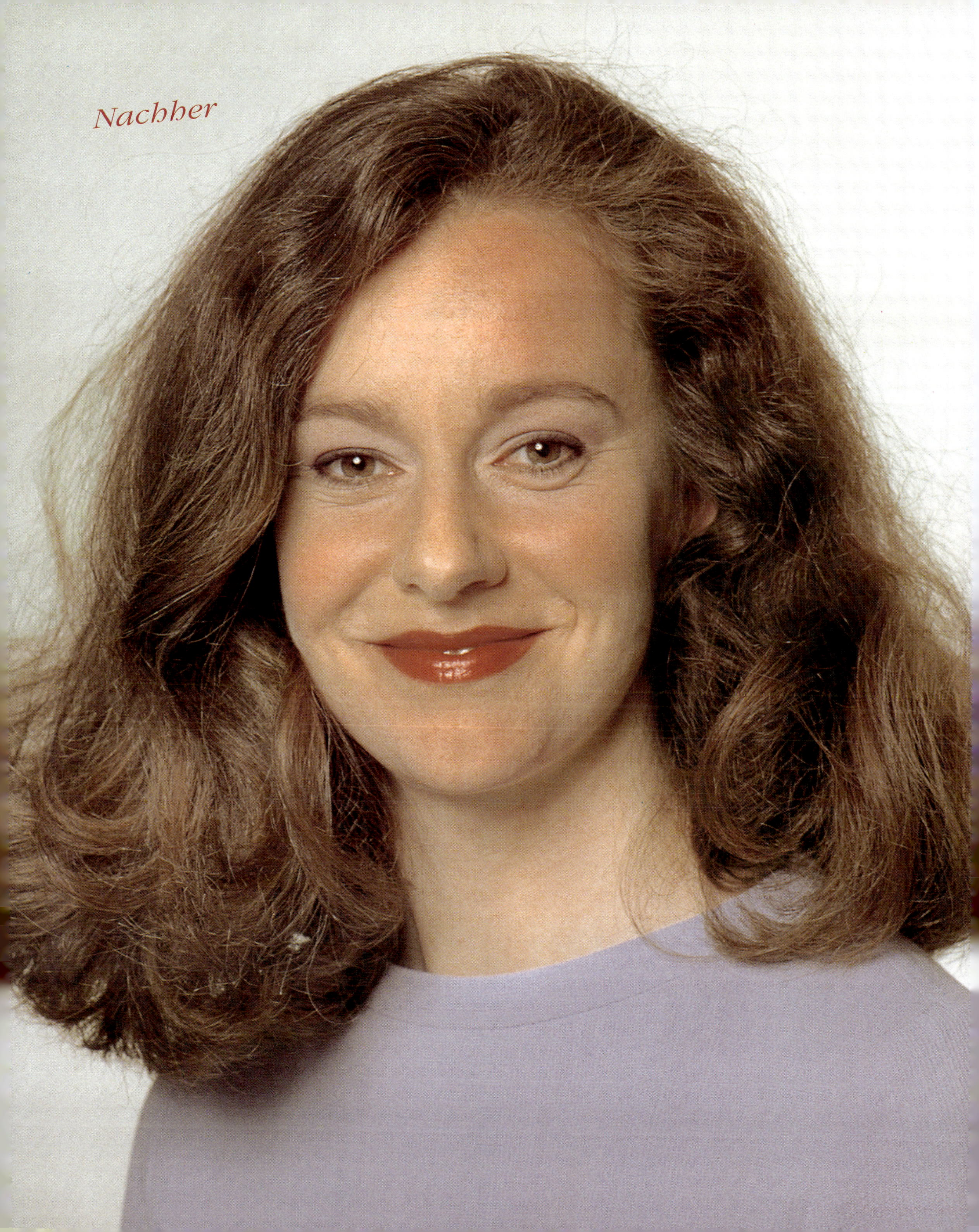
Nachher

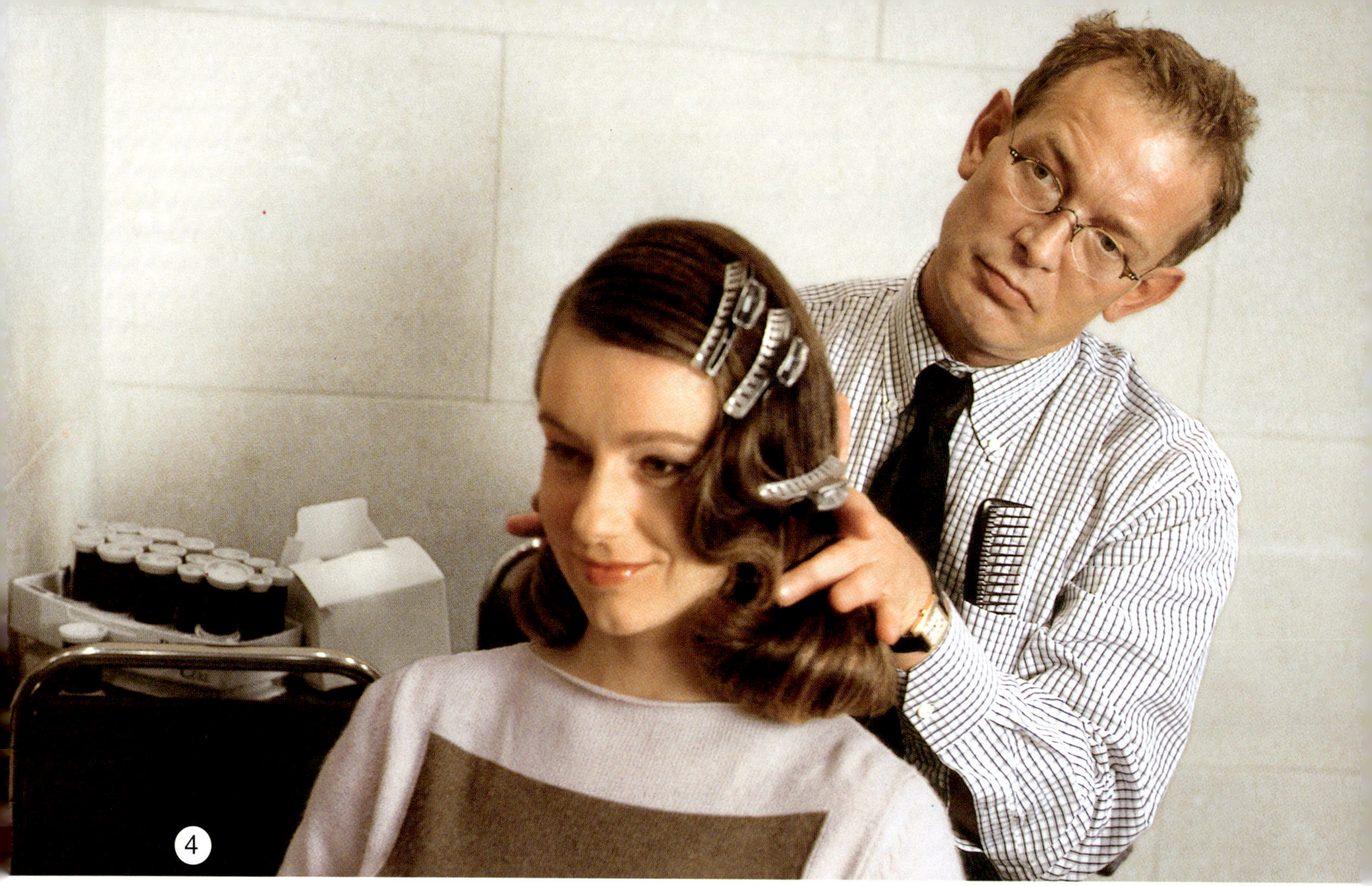

So wird's gemacht

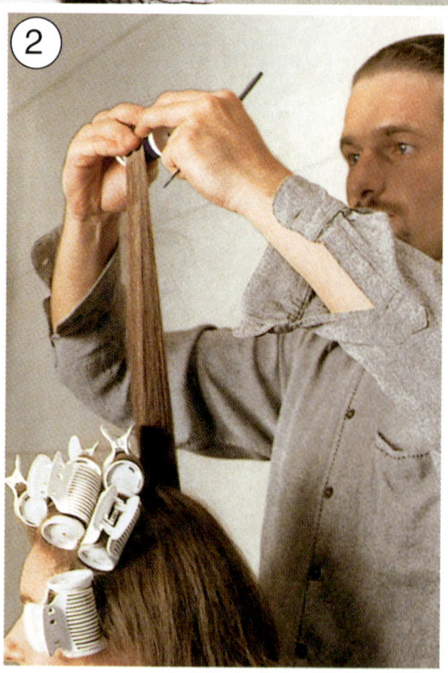

❶ Voraussetzung für Annettes Frisuren: elektrische Wickler ❷Vorsichtig wickelt Gerhard Meirs Mitarbeiter Carsten Annettes Haarspitzen auf die „heiße Rolle" ❸ Sind die Haare auf die Wickler gedreht, werden sie festgeklammert ❹ Bevor Gerhard Meir Annettes Haare stylt, bringt er mit Wellenreitern Pfiff und Stand in das leicht naturgewellte Haar

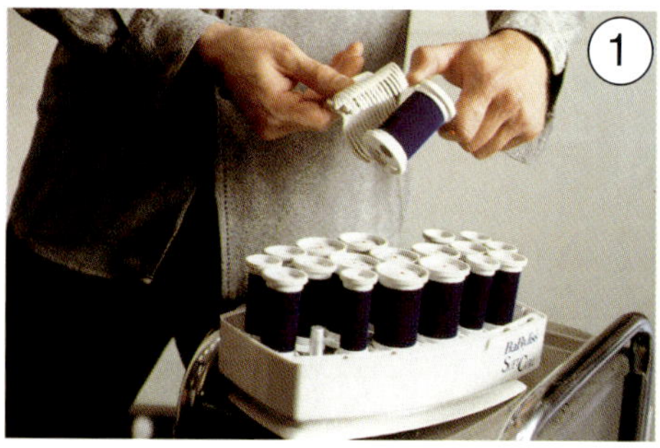

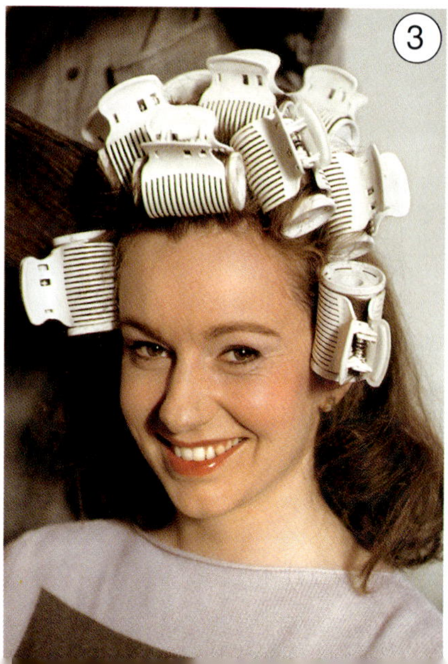

FRISUR 2

Dezent: die asymmetrische Frisur mit großen Wellen

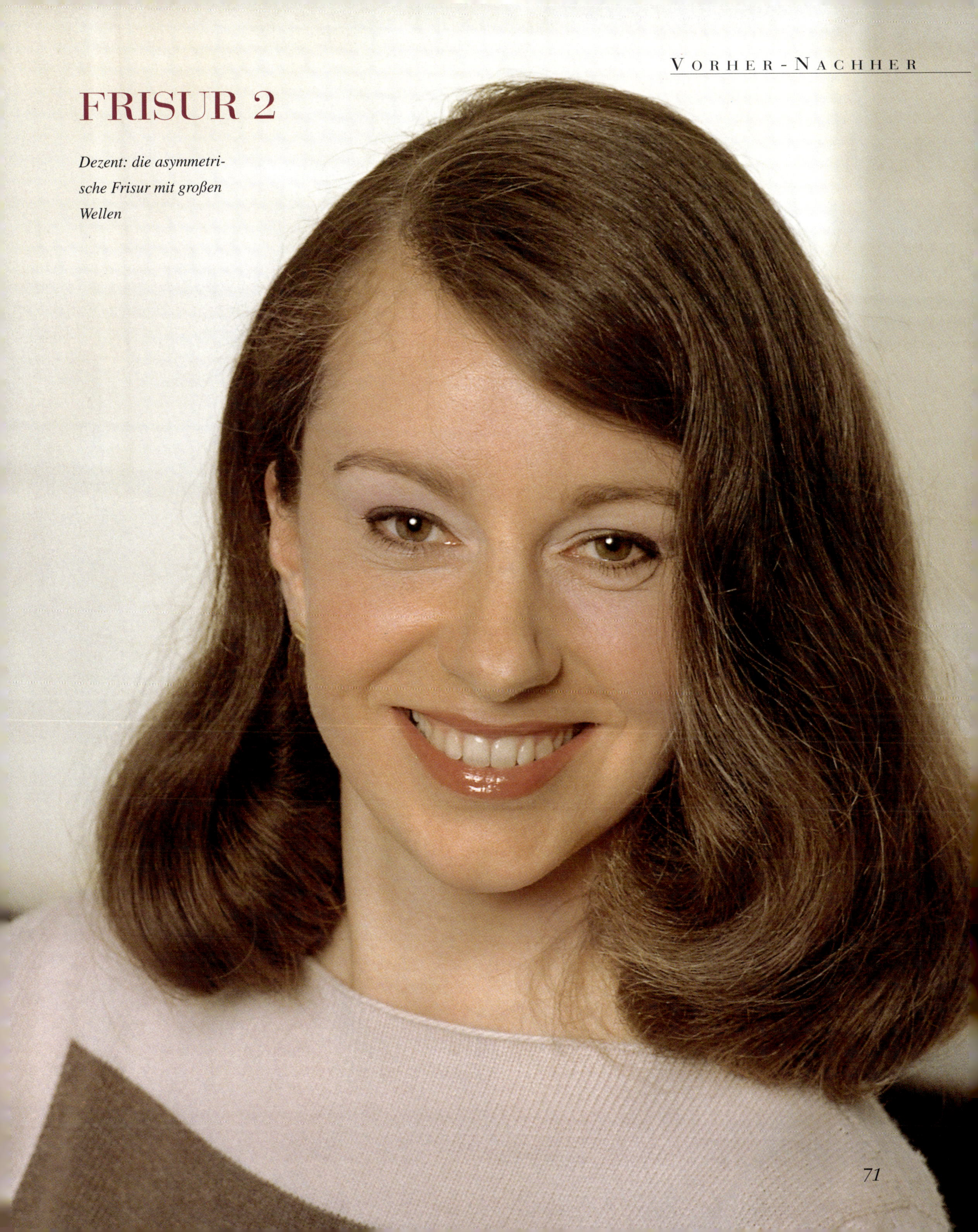

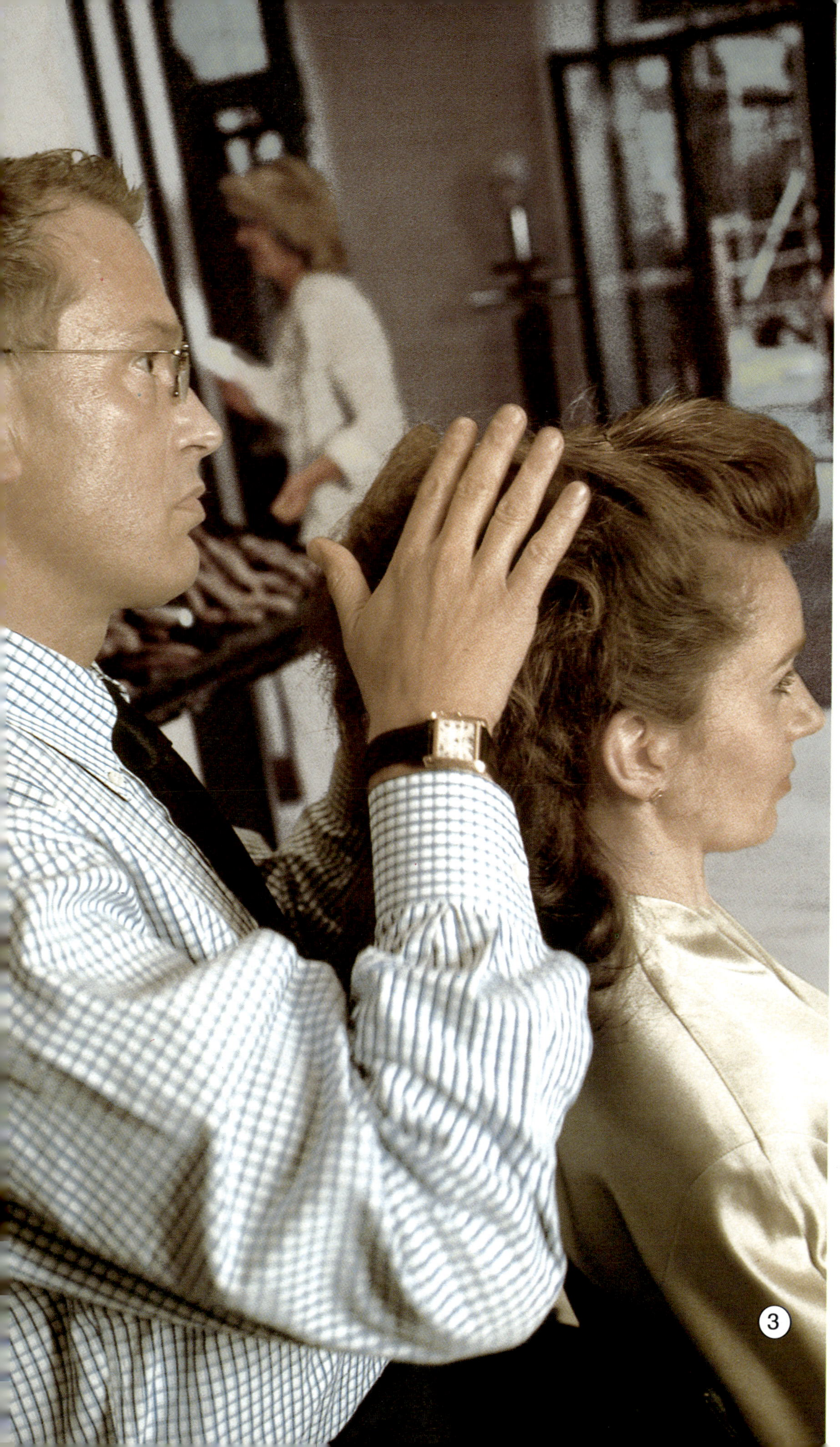

FRISUR 3

❶ Nostalgische Abendfrisur im Profil. Annette, die Eleganz liebt, jubelte: „Jetzt müsste ich in die Oper gehen“ ❷ Haarkünstler Gerhard Meir kämmt die Haare aus der Stirn, steckt einzelne Partien nach oben und klammert sie am Hinterkopf fest ❸ Meir kontrolliert, ob die einzelnen Partien der hochgesteckten Haare richtig sitzen

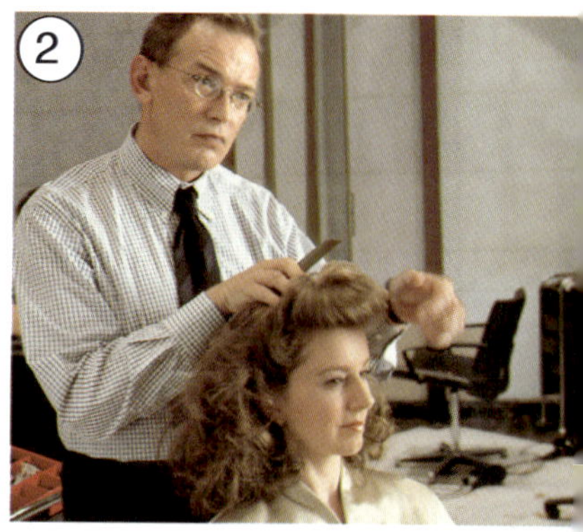

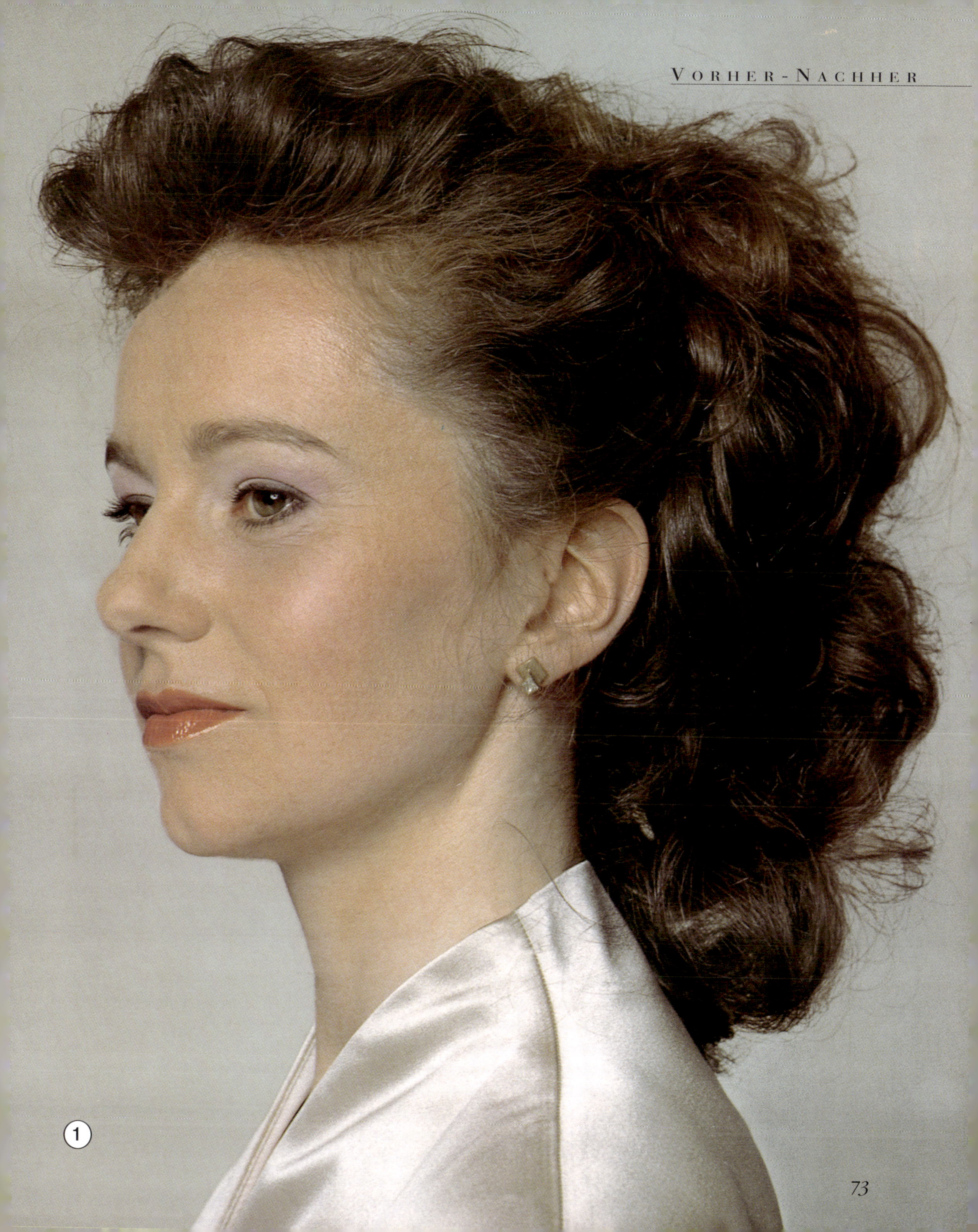

1

Gülcin: DIE RASSIGE

Urlaub im Süden, Strand, Wasser und Sonne liebt die Einkaufsassistentin Gülcin über alles. Zu Hause, nach der Arbeit, schwingt sie sich mit Vorliebe als Mitfahrerin aufs Motorrad.

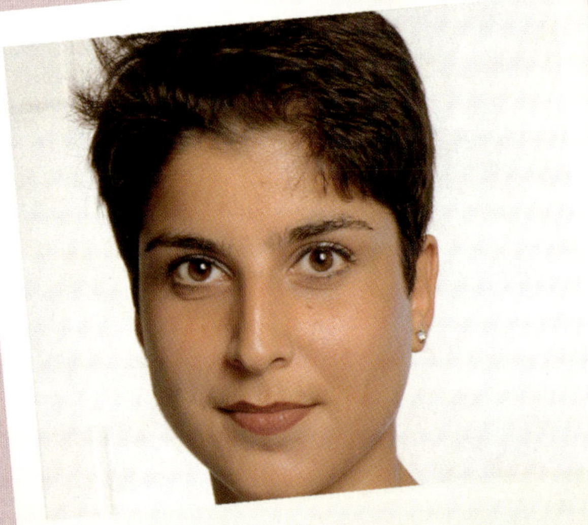

Vorher

„Ich liebe die Abwechslung, die ständige Typveränderung", sagt Gülcin, die ihre schwarz gefärbten, dünnen Haare mit leichter Naturwelle und vielen Wirbeln gerade abschneiden ließ. Grund dafür: Gülcin lebt in Scheidung, hat ihr Leben total umgekrempelt. Über die Einladung in die Vorher-Nachher-Galerie bei Gerhard Meir hat sie sich riesig gefreut. „Ich habe ja schon so viel von ihm gehört und kann es kaum erwarten, wie ich nachher aussehe." Obwohl an Gülcins extrem kurzen Haaren nicht allzu viel zu verändern war, konnte man doch den kleinen Unterschied erkennen.

FRISUR 1

Frisur mit Pep: Durch Föhnen zahm geworden ist Gülcins dünnes, naturkrauses, widerspenstiges Wirbelhaar

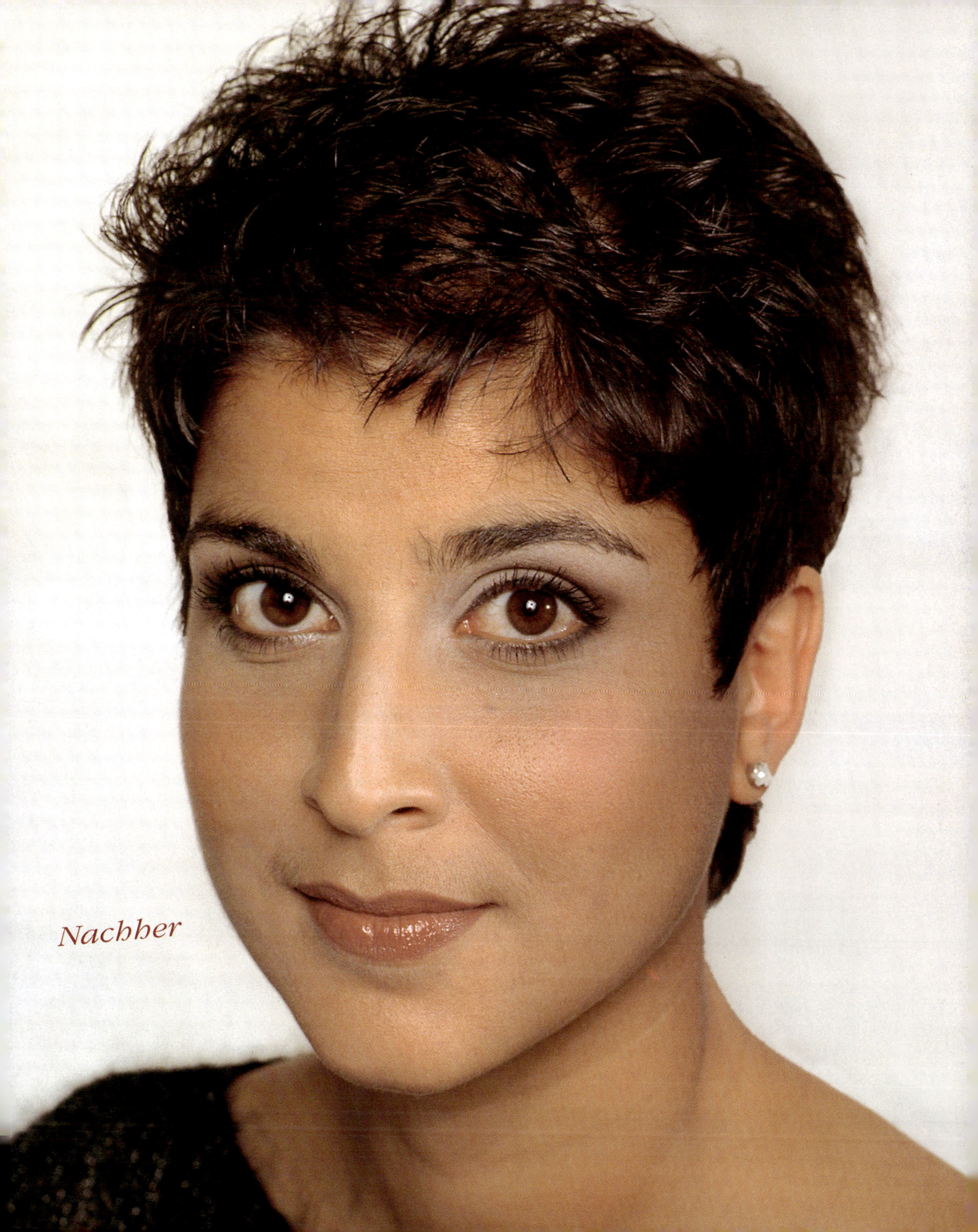

Nachher

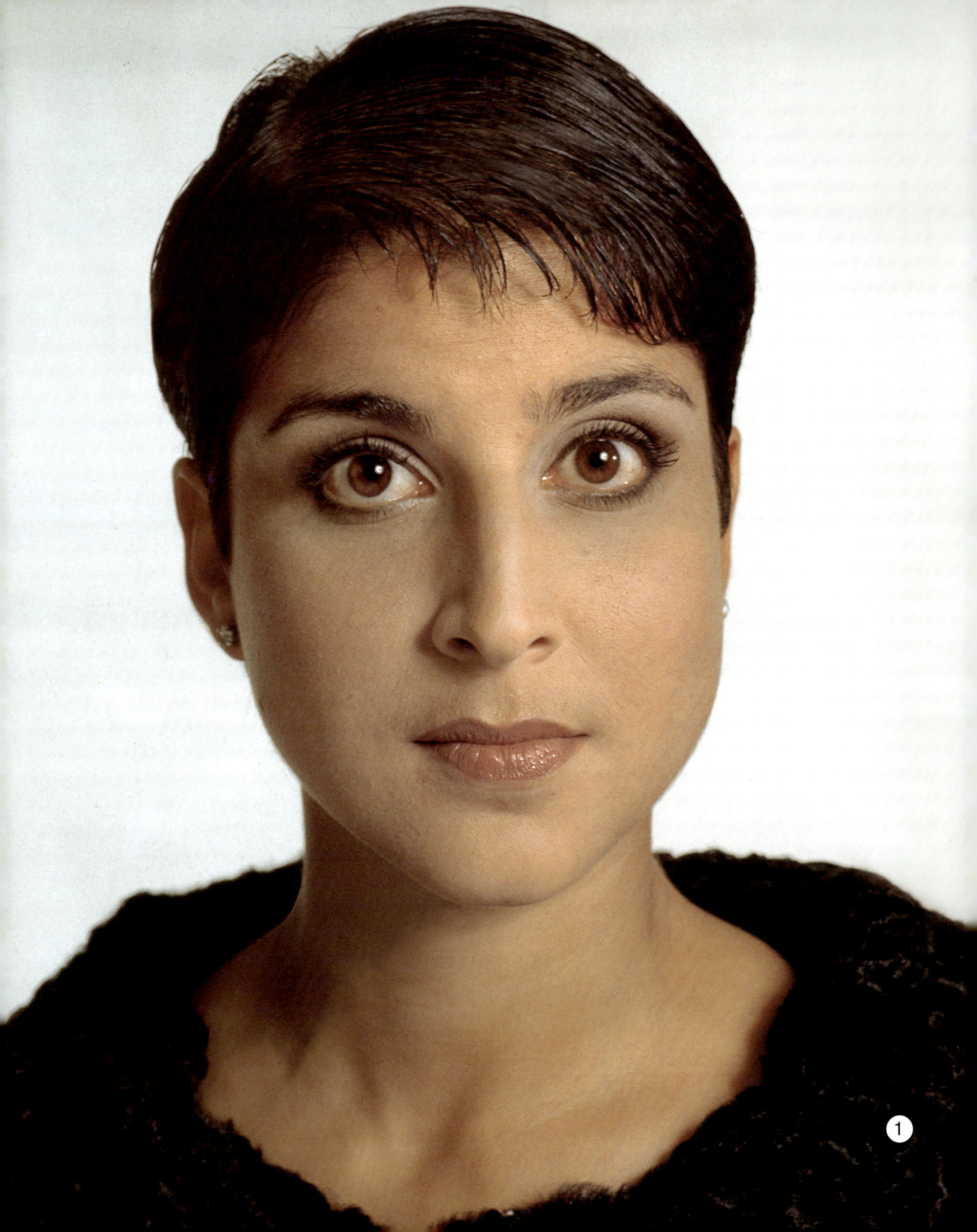

1

FRISUR 2

❶ *„Eine Gel-Frisur habe ich mir schon immer gewünscht", freut sich Gülcin* ❷ *Die Vorarbeit dazu von Gerhard Meirs Mitarbeiter Lars: Mit dem Messer schneidet er die Haare erst auf eine gleichmäßige Länge, bevor er sie leicht einzackt* ❸ *Die Haare kräftig nach allen Seiten hin bürsten, Gel in beiden Händen verreiben und ins Haar streichen*

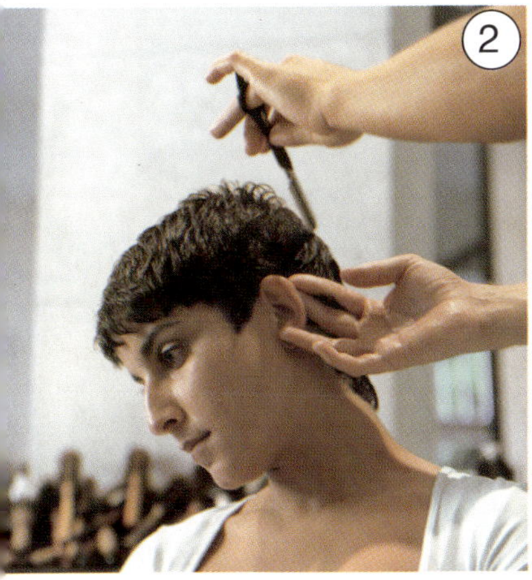

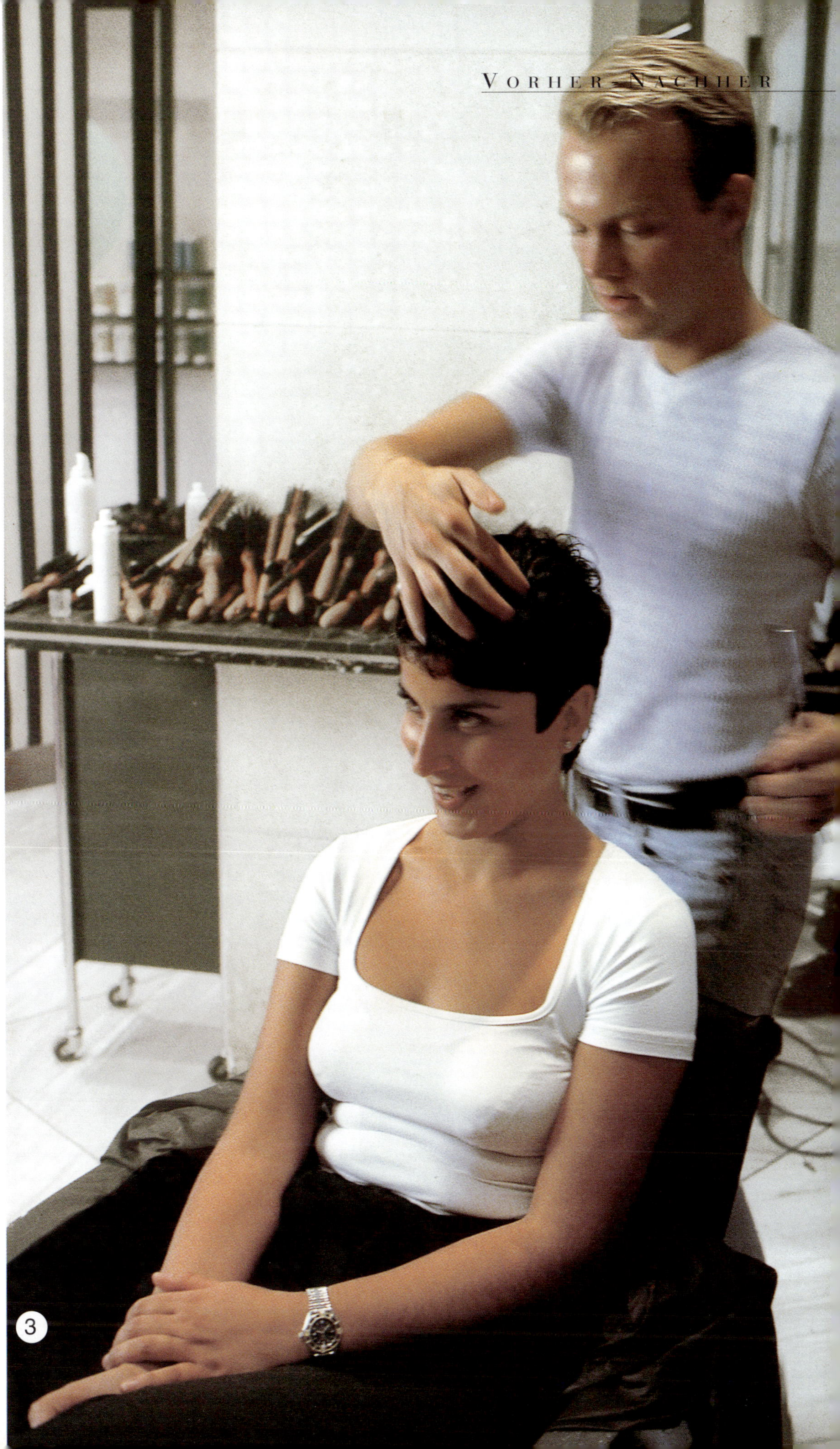

Nicole: DIE ELEGANTE

Sie ist beruflich und privat oft unterwegs, die Reiseverkehrs-Kauffrau Nicole. Tauchen, Wasserschifahren und Schifahren zählen zu ihren Hobbys, tolle Frisuren dazu sind ihr Wunsch.

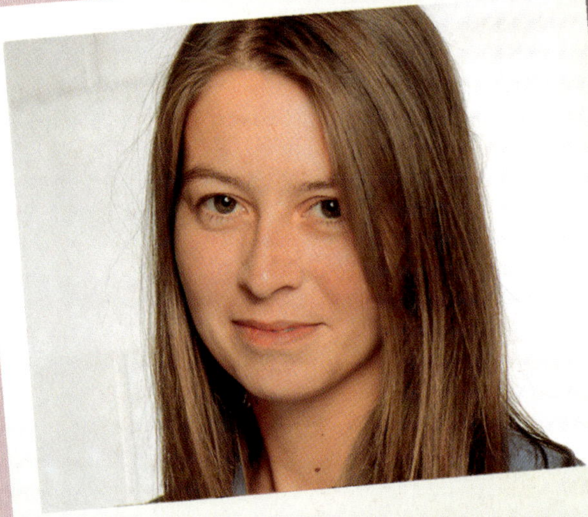

Vorher

„Langweilig" fand Nicole ihre Frisur, die sie schon seit zehn Jahren trägt. Das mittelbraune, schulterlange Haar ist glatt, sehr dünn und fein. „Ein bisschen mehr Pep würde nicht schaden", meint Nicole, die ihr Aussehen gern verändern möchte. Von Starfigaro Gerhard Meir hat sie schon viel gehört. Jetzt wollte sie sein Können testen und war begeistert: „Genial, was er aus meinen Haaren gezaubert hat. Ich erkenne mich kaum wieder." Die Frisuren sind praktisch und elegant. Ideal für unterwegs und bei allen sportlichen Aktivitäten. Zum Verlieben: Nicoles unkomplizierte Föhnfrisur (r.).

FRISUR 1

Unkompliziert und praktisch: Nicoles Föhnfrisur. Vom Seitenscheitel aus fällt das Haar locker ins Gesicht

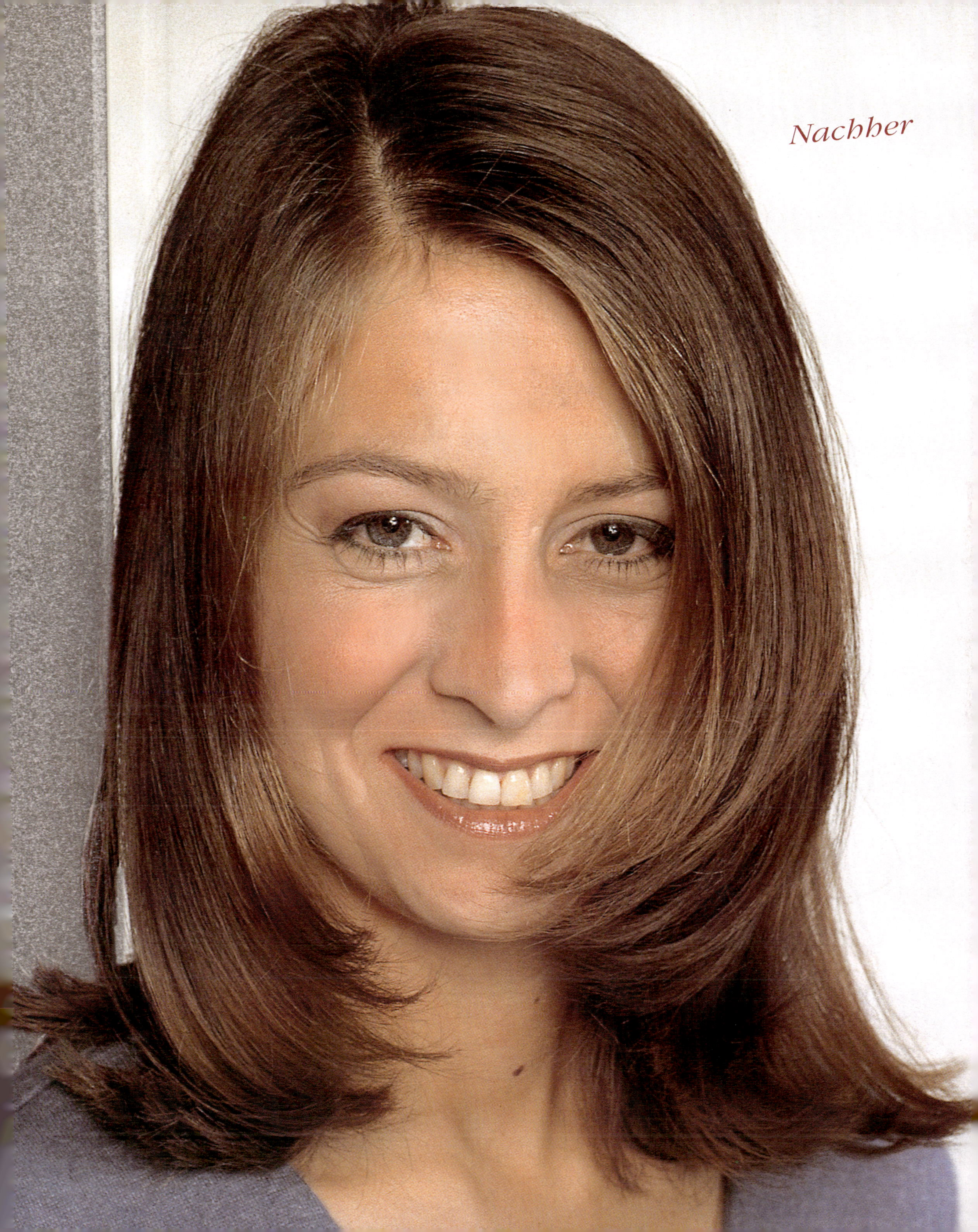
Nachher

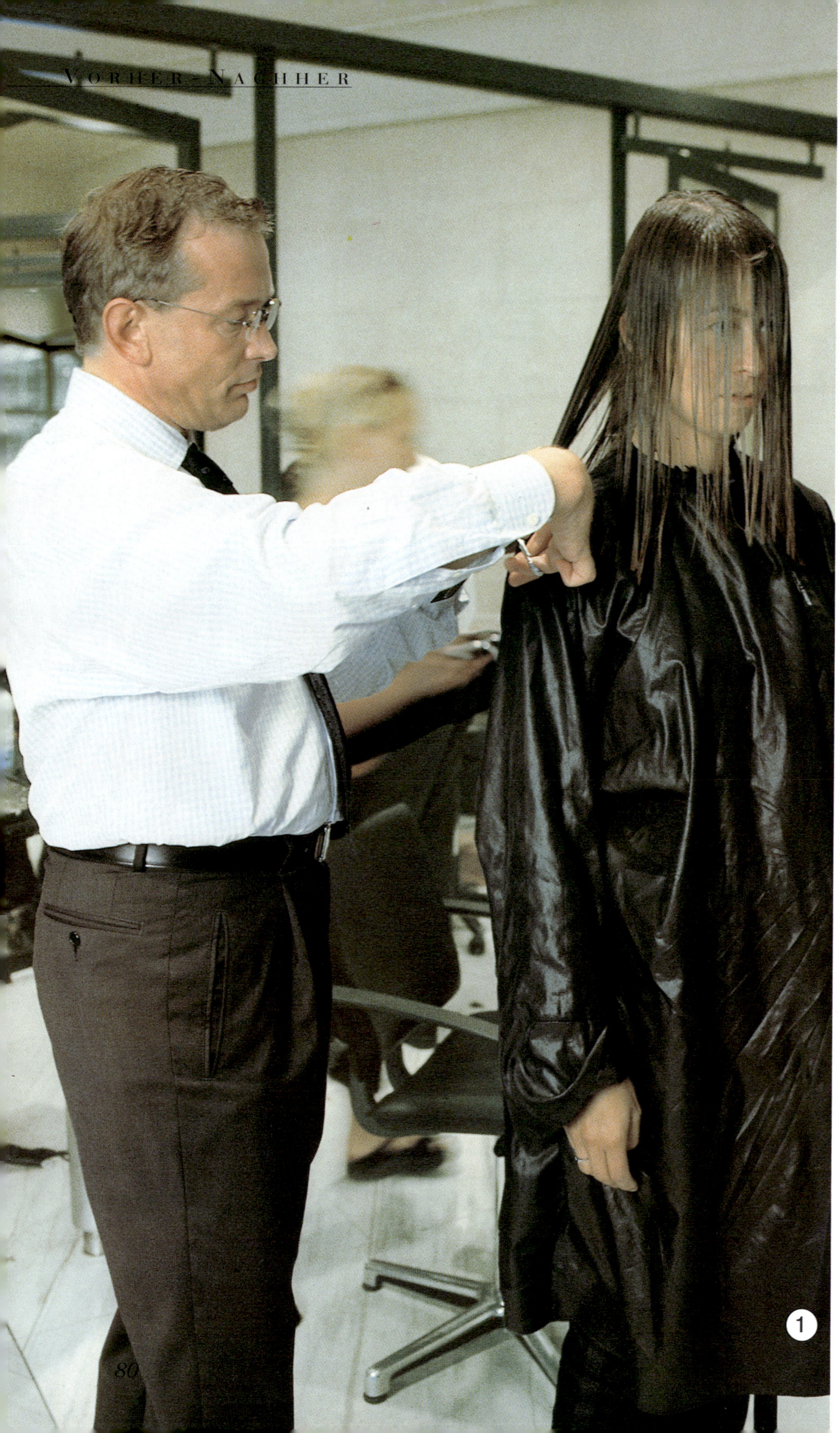

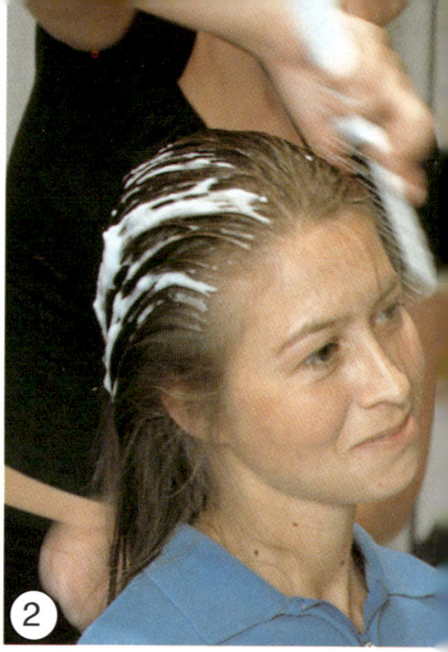

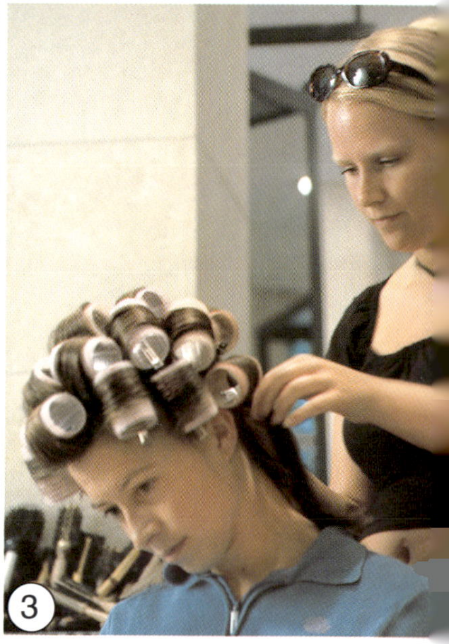

So wird's gemacht

❶ Im Stehen schneidet Gerhard Meir Nicoles Haare auf gleiche Länge, denn der exakte Schnitt ist wichtig ❷ Schaumfestiger ins handtuchtrockene Haar kneten, damit es Halt bekommt
❸ Meirs Mitarbeiterin Christina dreht Nicoles Haare auf große Wickler

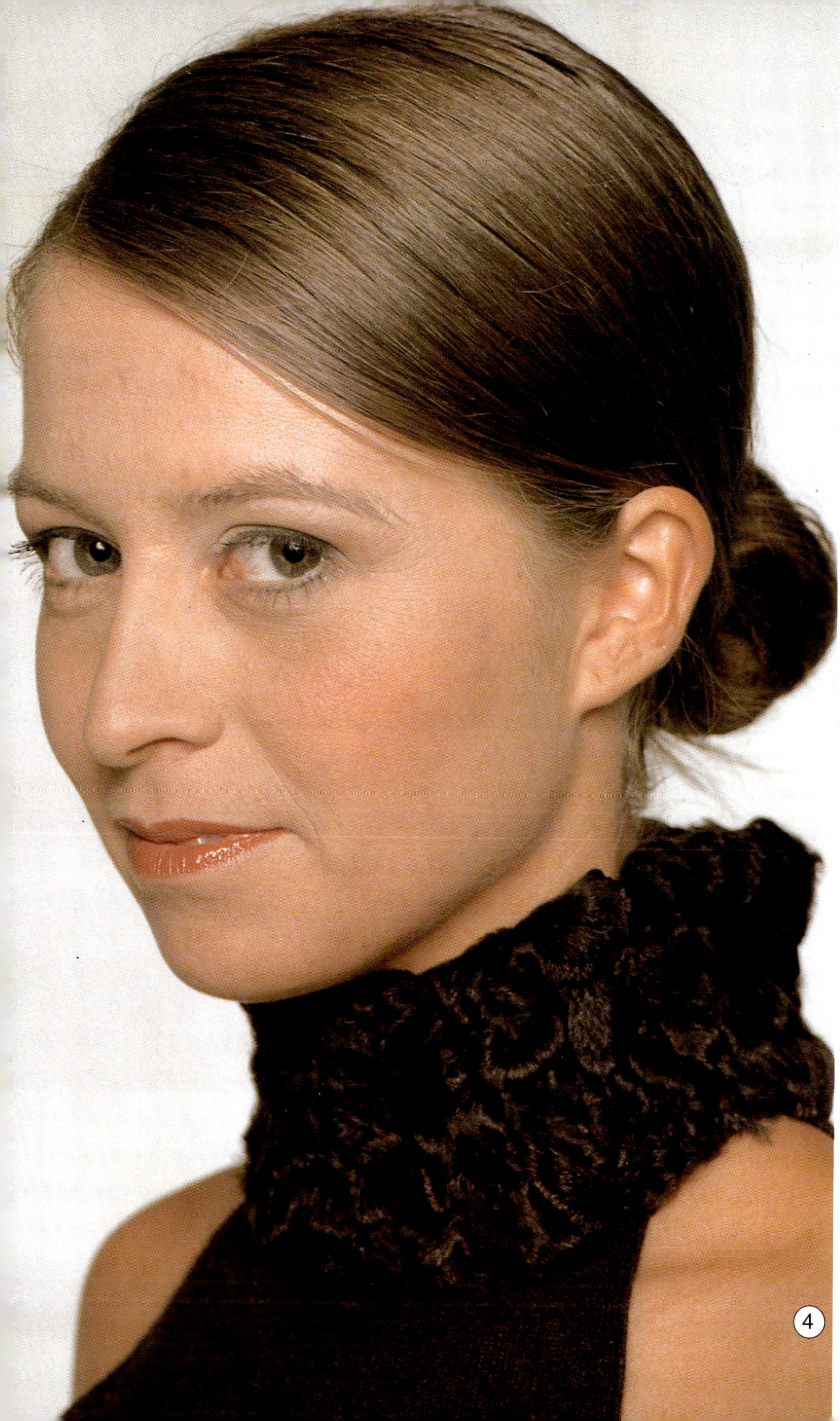

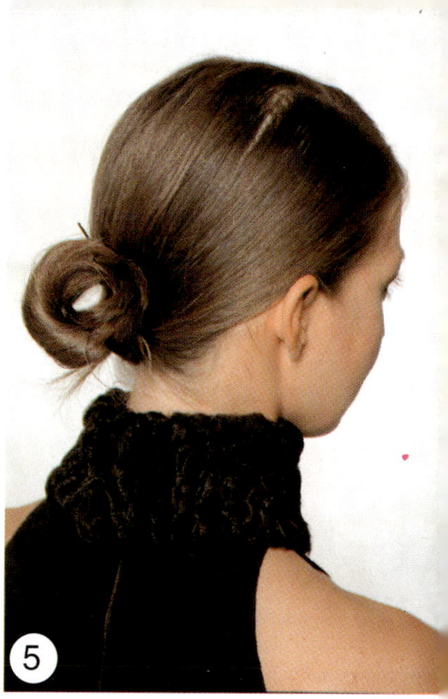

FRISUR 2

❹ *Stilvolle Abendfrisur: Die geföhnten Haare glatt nach hinten kämmen, Gel mit den Händen verreiben und ins Haar streichen. Die Haare mit einem Gummiband im Nacken zu einem Pferdeschwanz binden. Über die Hand wickeln, eine Rolle formen und mit Klammern feststecken*

❺ *Bezaubernd schön und ausgefallen wirkt diese Abendfrisur mit der Rolle von hinten*

Claudia: DIE VERSPIELTE

Einen Ausgleich zu ihrem Bürojob findet die Diplom-Kauffrau in der Natur und in der Disco. Im Sommer verbessert sie ihr Handicap auf dem Golfplatz, im Winter wedelt sie auf den Pisten.

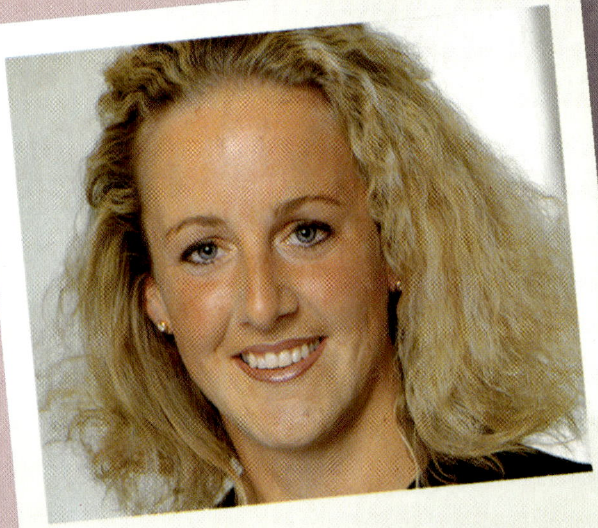

Vorher

Claudias Naturlocken sind der Traum vieler Frauen. Für Claudia jedoch sind sie oft ein Problem: „Die Haare fallen, wie sie wollen." Neugierig auf verschiedene Frisuren-Varianten, ließ sie sich von Gerhard Meirs Ideen überraschen. Der Starfigaro bändigte die starken Naturlocken mit Nadeln, Haarspray und viel Gel. Manche Frisuren erinnern an die 50er Jahre, als man die Haare streng aus dem Gesicht frisierte und einen Lockenschopf am Hinterkopf drapierte. Claudia: „Über die Frisuren-Vielfalt bin ich schon überrascht."

FRISUR 1

Verspielt: Claudias Lockenpracht mit Seitenscheitel. Die Haare werden seitlich mit einem Kamm aufgebauscht

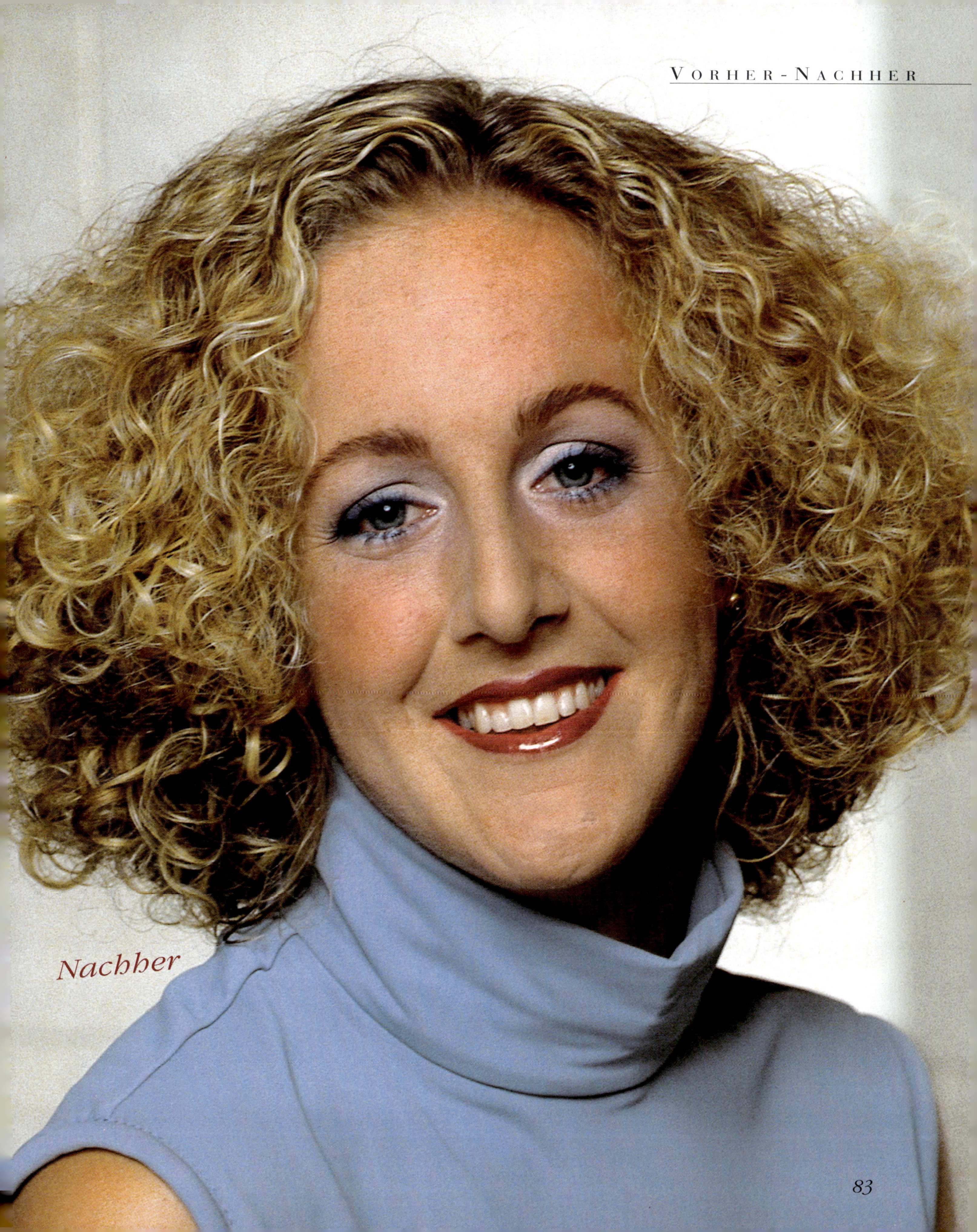

Nachher

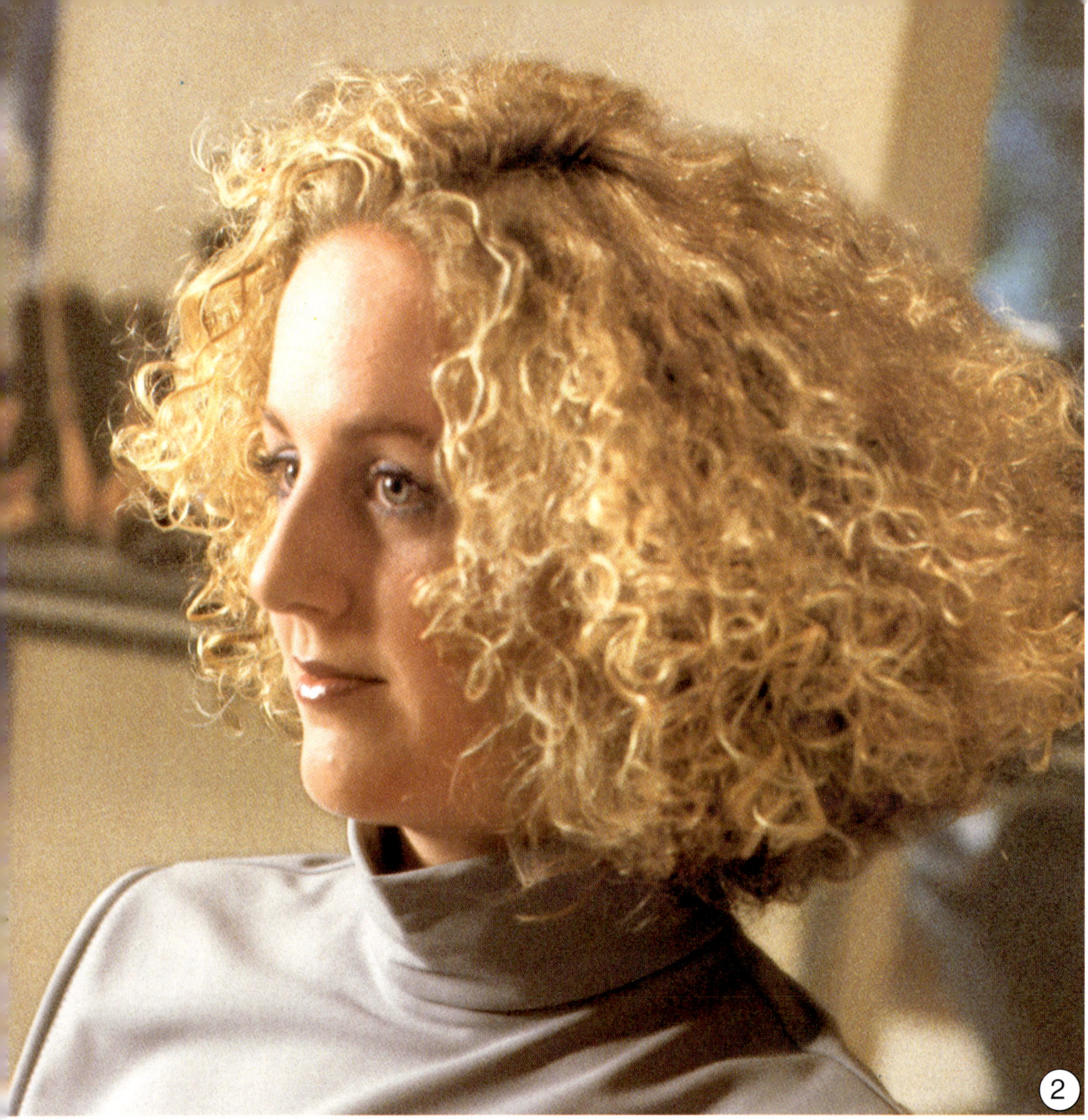

FRISUR 2

❸ Erinnerungen an die 50er Jahre erwachen beim Anblick dieser strengen Frisur: Die Haare werden mit einer großen Bürste vom Ansatz her glatt geföhnt, straff nach hinten frisiert und mit Klammern festgesteckt. Im Nacken bleibt ein Lockenkranz, der von Klammern im unteren Haaransatz leicht gestützt wird

So wird's gemacht

❶ Die Naturlocken mit einem „Diffuser" (Luftverteiler) von allen Seiten her trocknen ❷ Die Haare mit einem Kamm leicht auffrisieren, damit sie bauschig werden. Seitenscheitel ziehen und mit den Fingern einzelne Strähnen kneten. Zum Schluss: Haarspray zum besseren Halt der verspielten Lockenfrisur

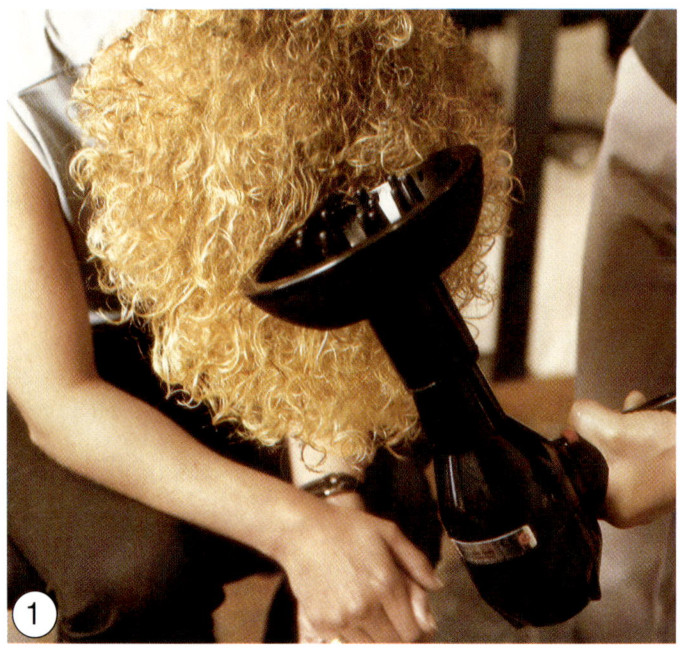

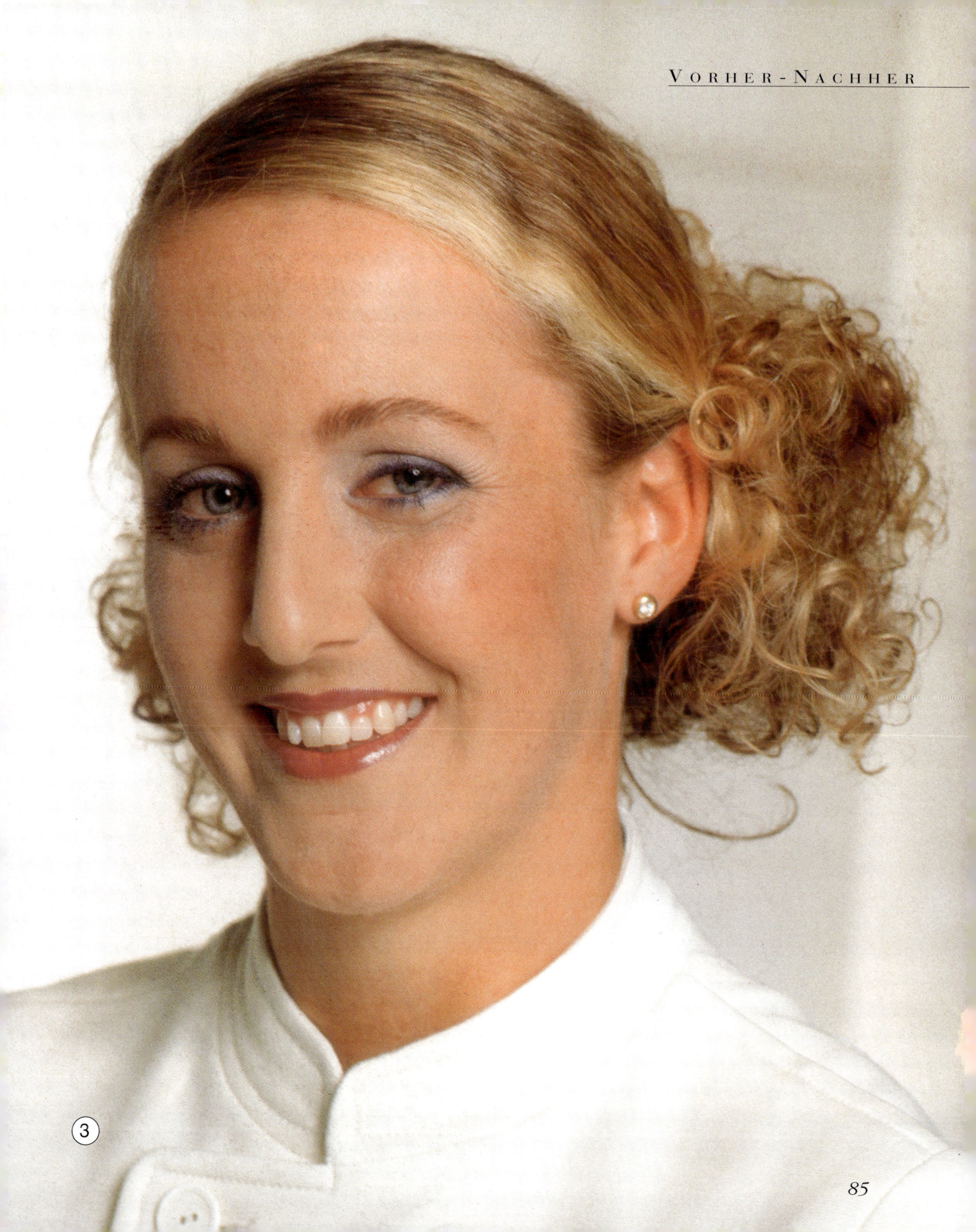

3

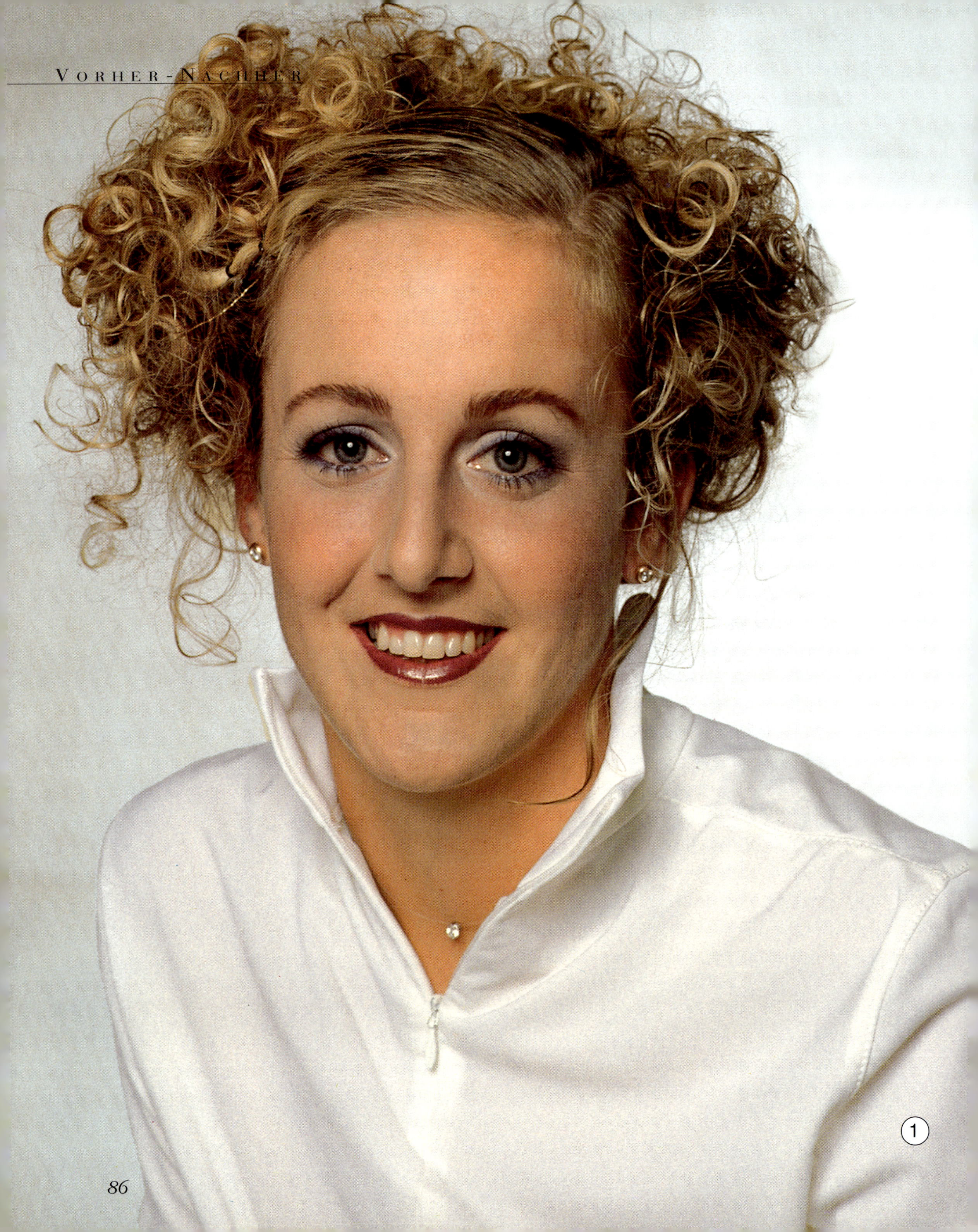
1

FRISUR 3

❶ Romantische Hochsteckfrisur: Scheitel, eine Haarsträhne streng aus dem Gesicht ziehen und seitlich mit Klammern befestigen. Gelockte Haare an den Seiten und am Hinterkopf nach oben frisieren, feststecken. Den Hochstecker mit einzelnen Locken drapieren, die mit Gel bestrichen werden ❷ Gerhard Meir gibt der Frisur den letzten Schliff

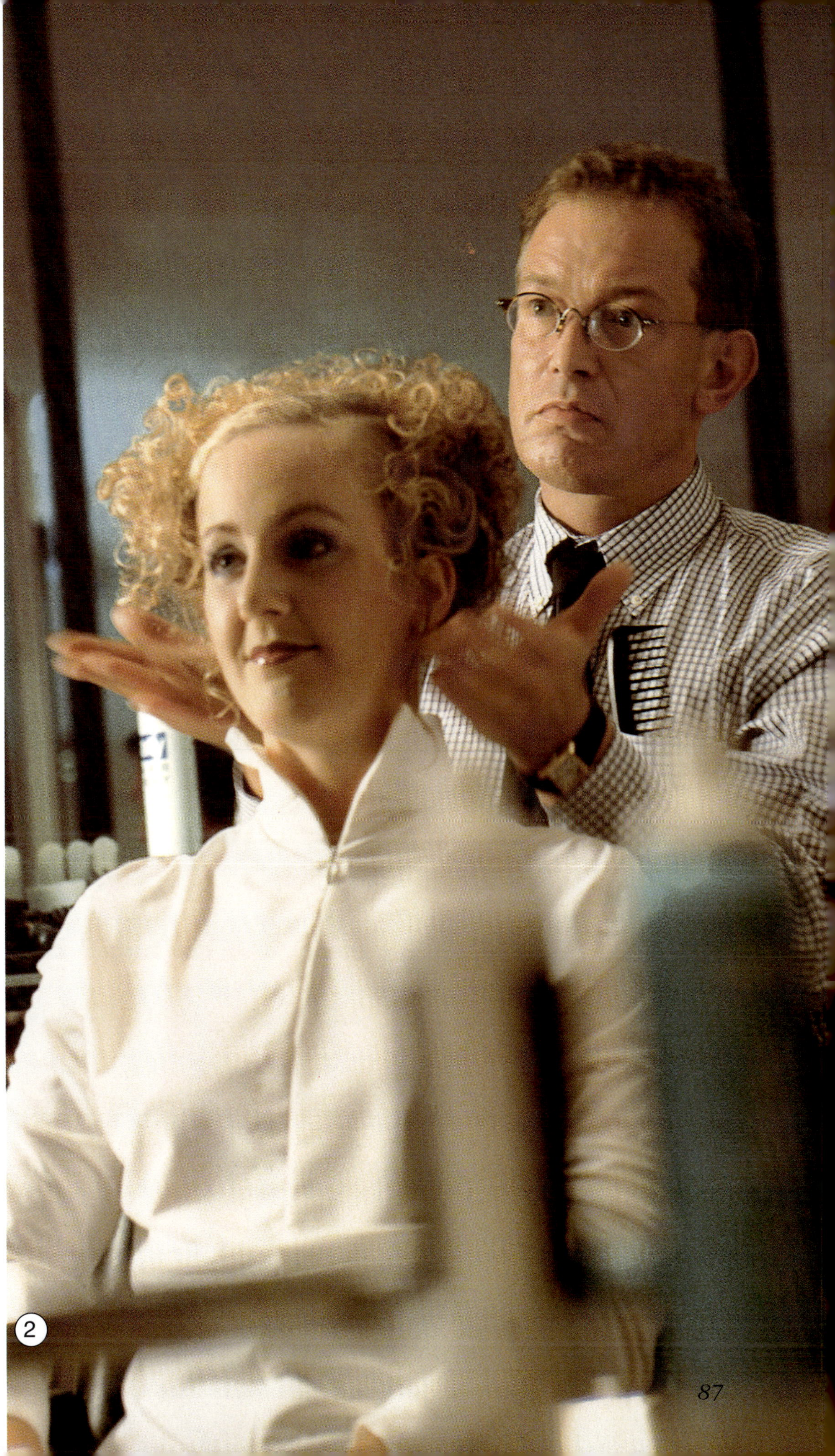

Carola: DIE FEURIGE

Hektik ist bei der Marketing-Assistentin im Job oft angesagt. Verständlich, dass sie privat gern Bücher liest, Fahrrad fährt oder zum Abschalten mit ihrem Freund in die Disco geht.

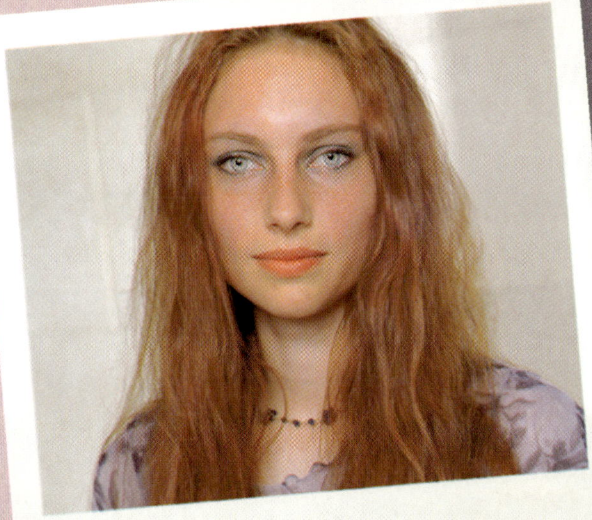

Vorher

Keine Angst um ihre langen, roten Haare hatte Carola, als sie zu Gerhard Meir kam. „Ich finde es prima, dass ich zu einem so bekannten Frisör eingeladen werde." Aufmerksam verfolgte sie die einzelnen Schritte der „Verschönerungsprozedur" und ließ sich dabei auch so manchen Tipp geben. Erstaunt war die feurige Rothaarige schon bei der ersten neuen Frisur: „Super, dieses Volumen in meinem glatten Haar." Überrascht von der „Internats-Frisur" und dem asymmetrischen Hochstecker reagierte Carola entzückt: „Ich wäre überglücklich, wenn ich das alles auch könnte."

FRISUR 1

Passt ausgezeichnet zu Carolas hellem Teint und den Katzenaugen: die leicht gelockte, füllige rote Mähne

Nachher

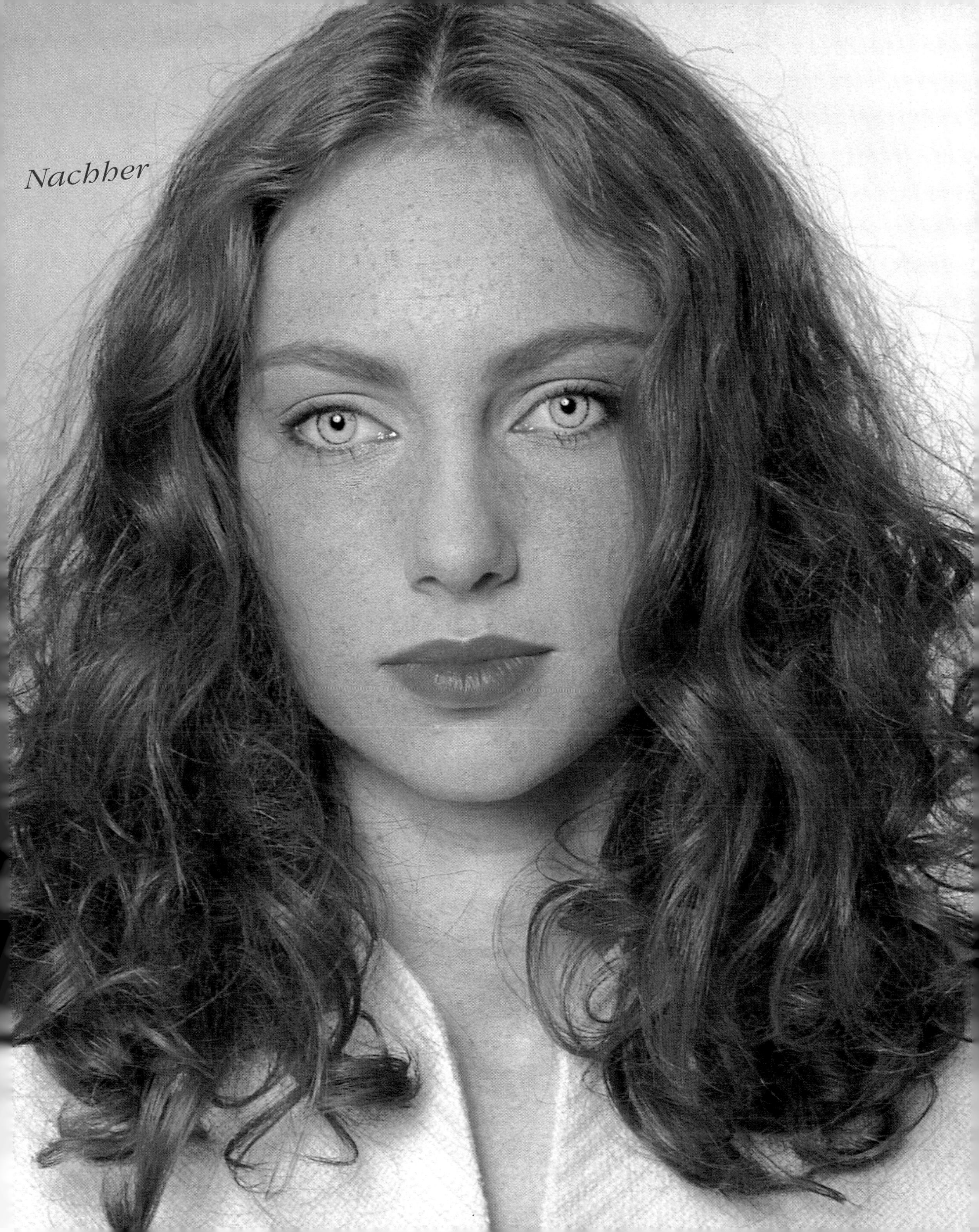

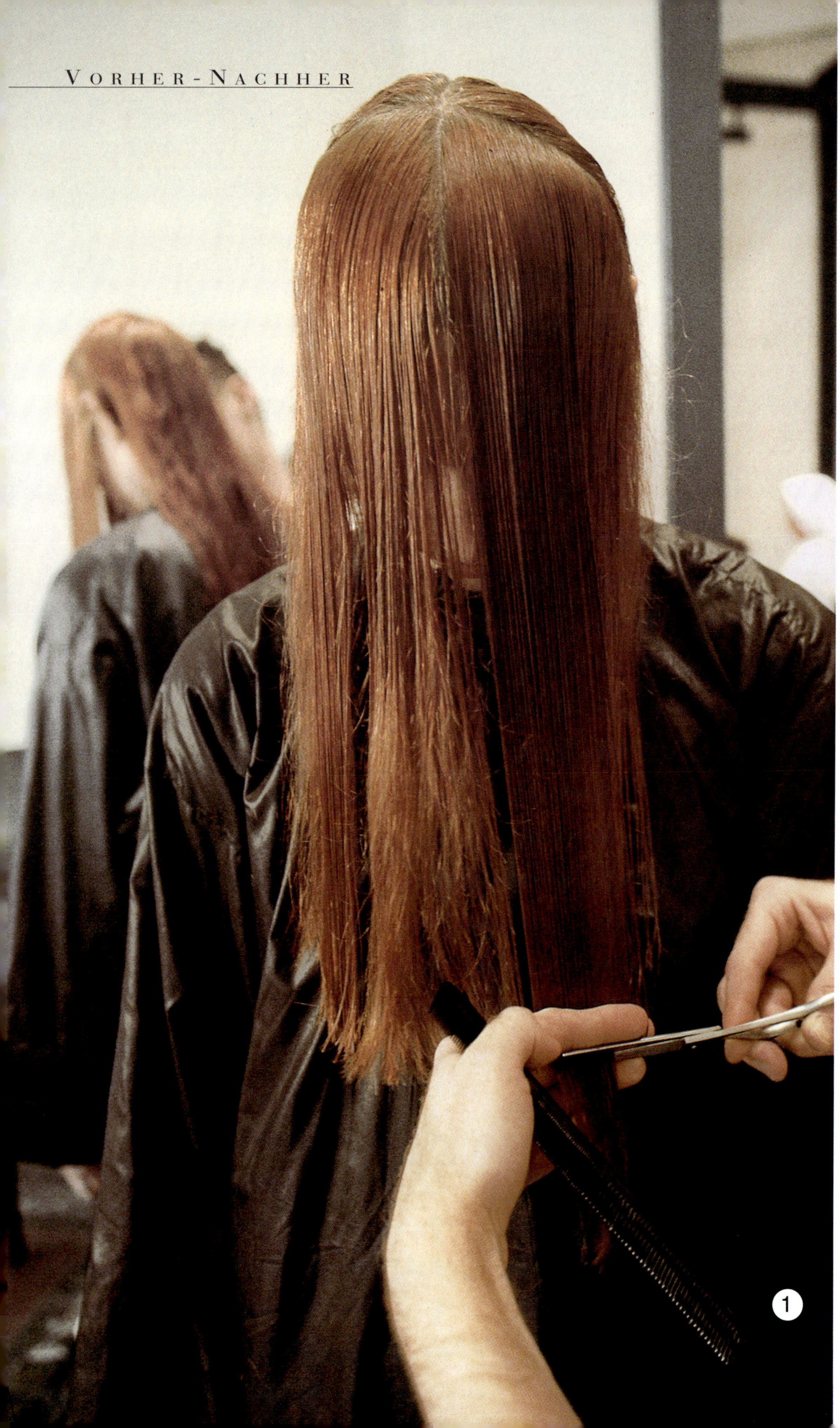

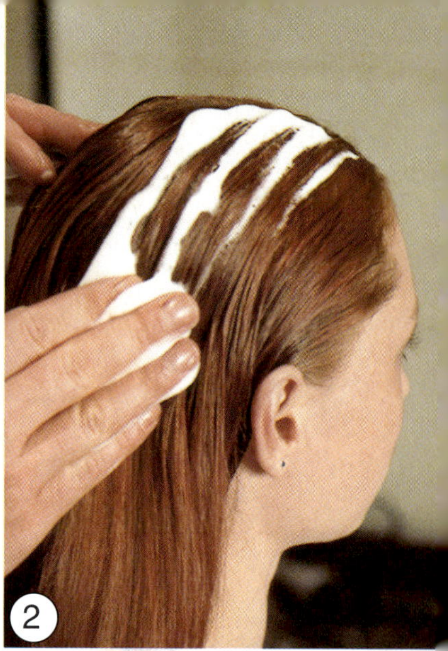

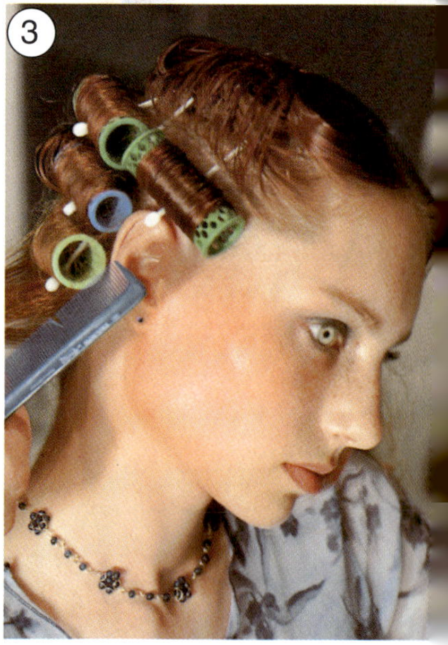

So wird's gemacht

❶ Im Stehen werden Carolas Haare auf eine Länge geschnitten
❷ Zum besseren Halt Schaumfestiger ins handtuchtrockene Haar kneten
❸ Wickeltechnik: über den Ohren mit dem Wickeln beginnen

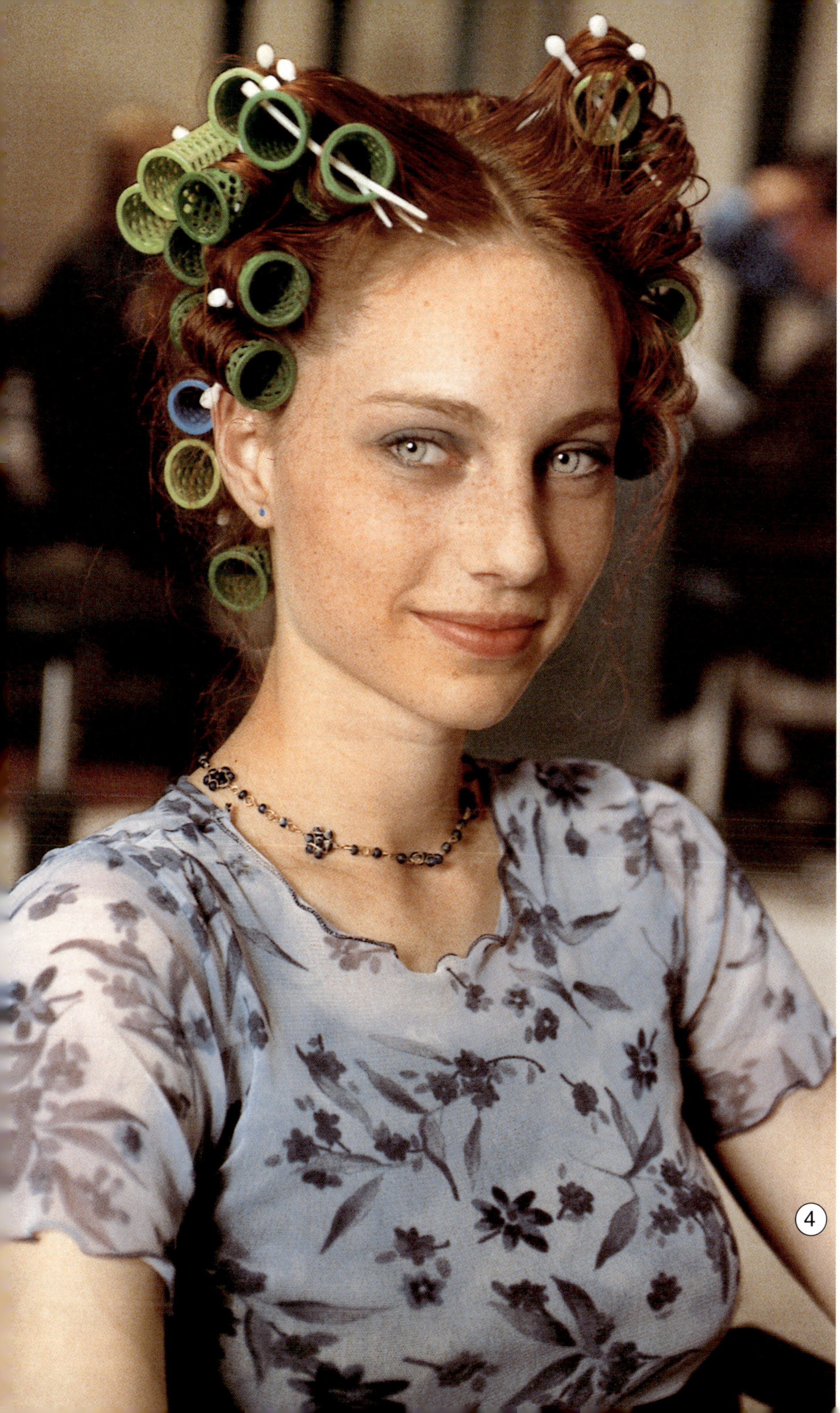

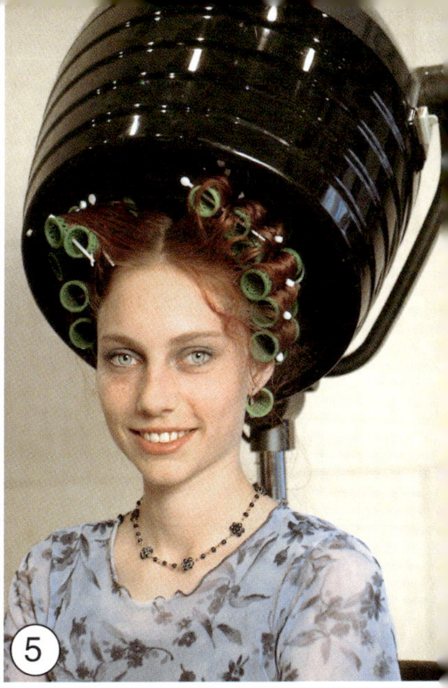

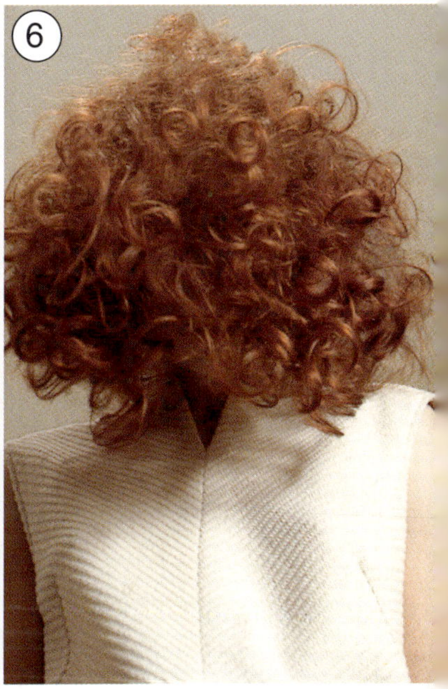

❹ Die fertig gewickelten Haare ❺ Zum Trocknen kommt Carola unter die Haube. Dann: Lockenwickler vorsichtig entfernen (die Haare dürfen sich nicht verheddern!) ❻ Das Ergebnis: „Korkenzieherlocken“. Gerhard Meir: „Die liegen zur Zeit total im Trend“

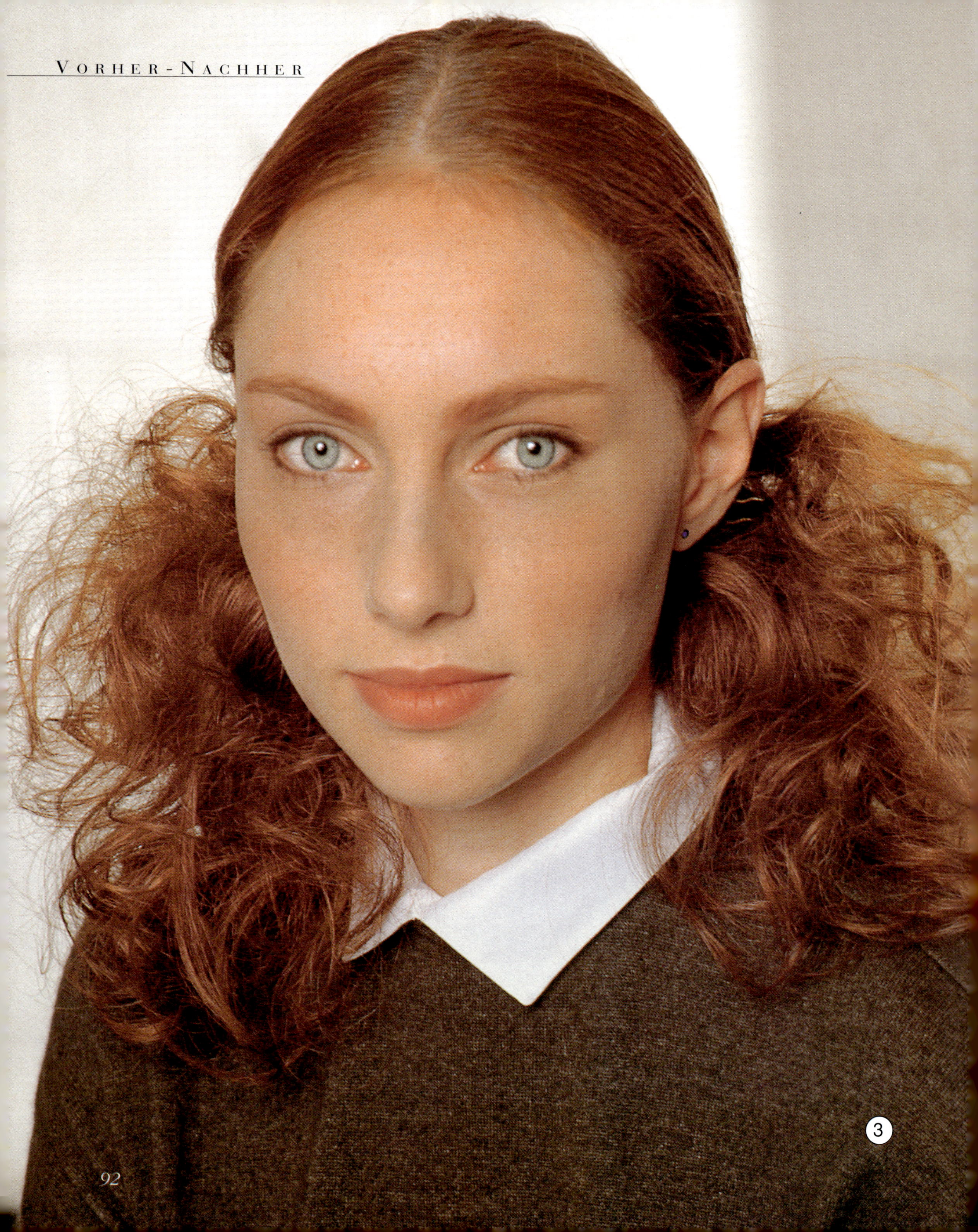

3

FRISUR 2

❶ Extravagante Abendfrisur: Seitenscheitel, eine Strähne schräg in die Stirn drapieren, hinter dem Ohr feststecken

❷ Die restlichen Haare leicht toupieren, vom Nacken her nach oben ziehen, mit Klammern befestigen. Die Spitzen als „Korkenzieher“ dekorieren

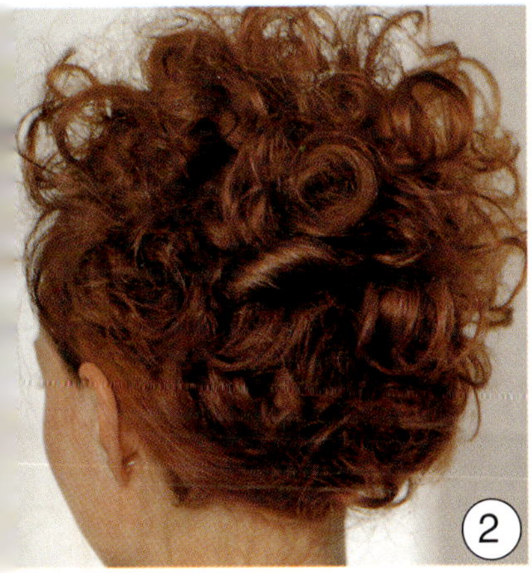

FRISUR 3

❸ Brav: die „Internats-Frisur“. Mittelscheitel ziehen, die Haare am Oberkopf glatt frisieren, im Nacken mit Klammern feststecken. Den Lockenkranz leicht auftoupieren, zum Schluss mit Haarspray fixieren

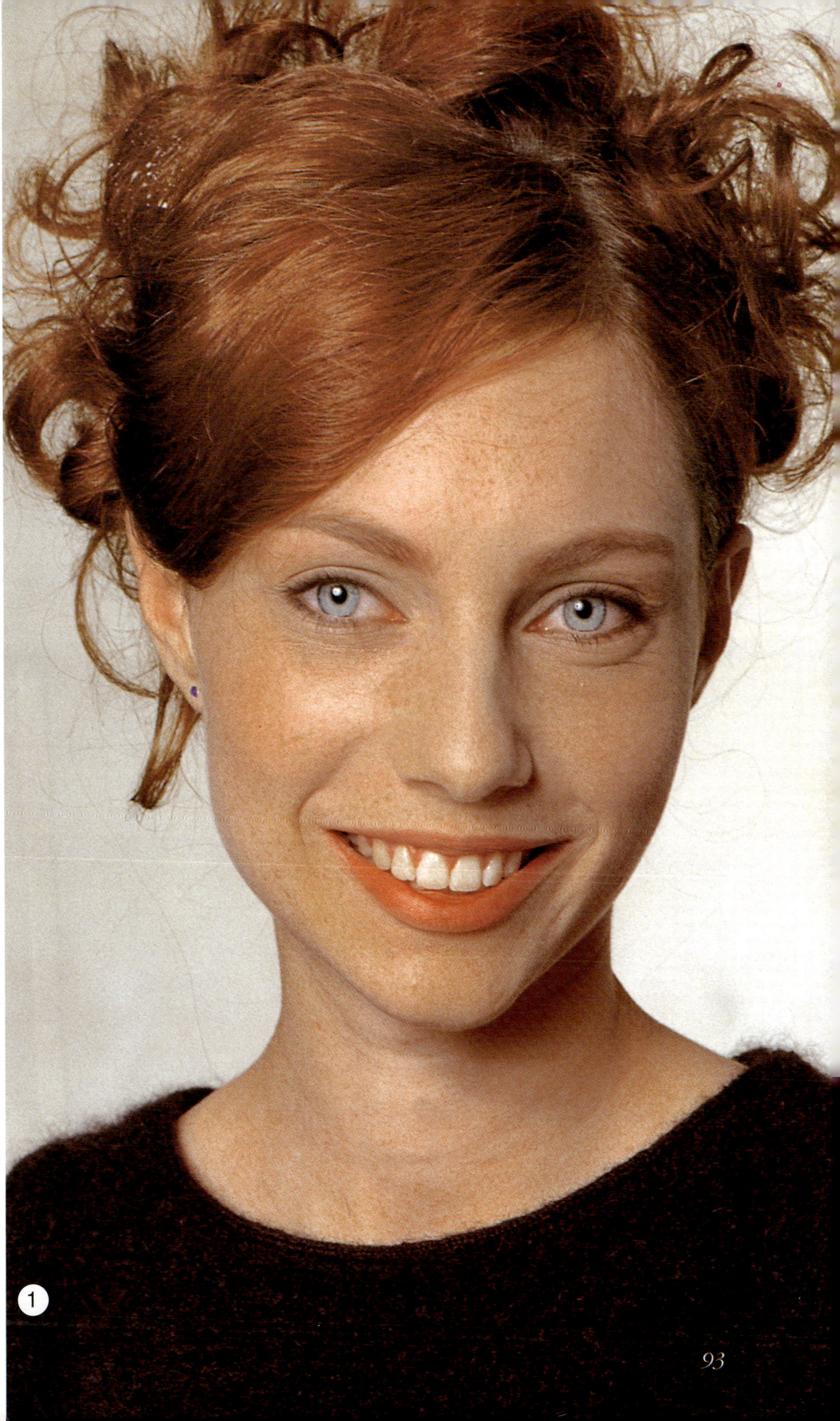

Sabine: DIE KÜHLE

Kreativität ist Trumpf in Sabines Job. Die Werbeassistentin genießt in ihrer Freizeit die Natur: Fahrradfahren, Wandern, Joggen. Mit diesen Hobbys verbringt sie jede freie Minute.

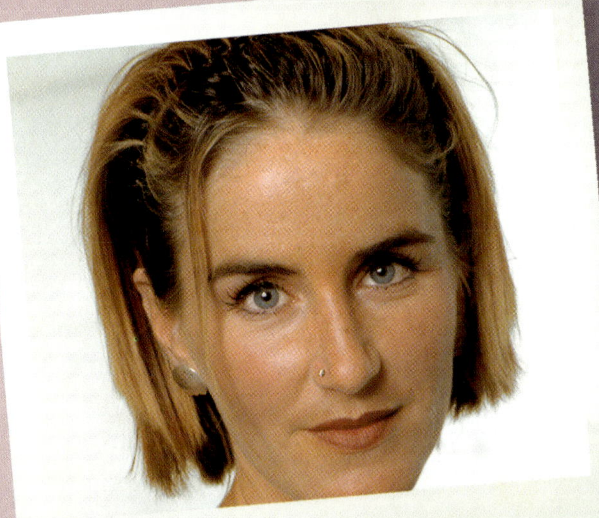

Vorher

Sabine liebt die Abwechslung, Frisuren, die den Typ verändern: „Ich probiere gern mal etwas Neues aus." Die mittelblonden, glatten, leicht gesträhnten Haare trägt sie derzeit kinnlang. „Ich bin gespannt, was Gerhard Meir mit diesen Haaren anfangen kann", lautete ihr skeptischer Kommentar. Doch als Sabine ihre Verwandlung sah, schwang in ihrer Stimme Begeisterung mit: „Toll, beide Frisuren passen genau zu meinem Typ." Die glatte Gel-Frisur verleiht Sabine einen Touch ins Kühle. Der „Bob" (stumpf geschnittene, kinnlange Haare) gibt dem Gesicht eine weiche, frauliche Note.

FRISUR 1

Die kühle Blonde: Haare mit Gel glatt ziehen und eng am Kopf anliegend aus dem Gesicht frisieren

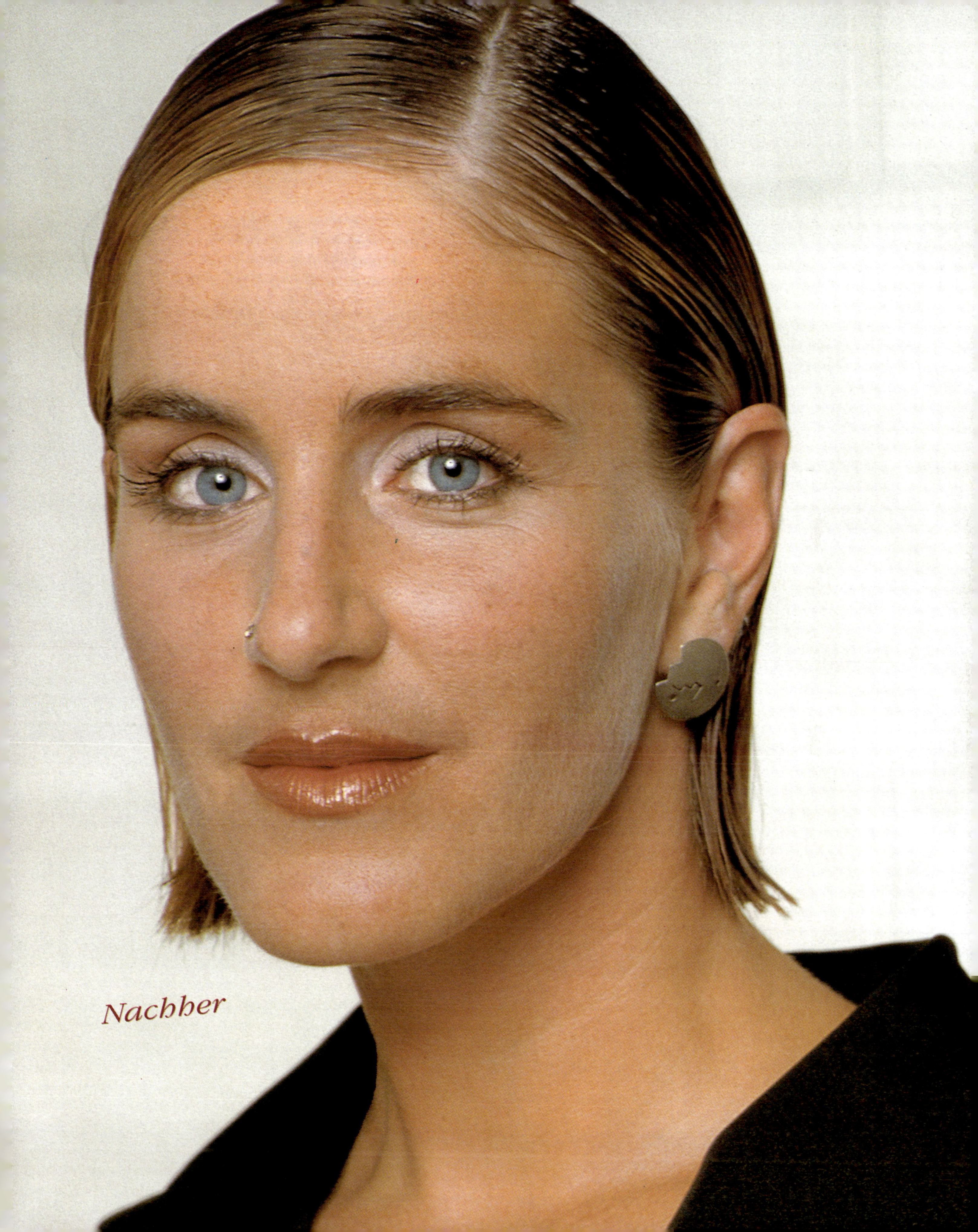

Nachher

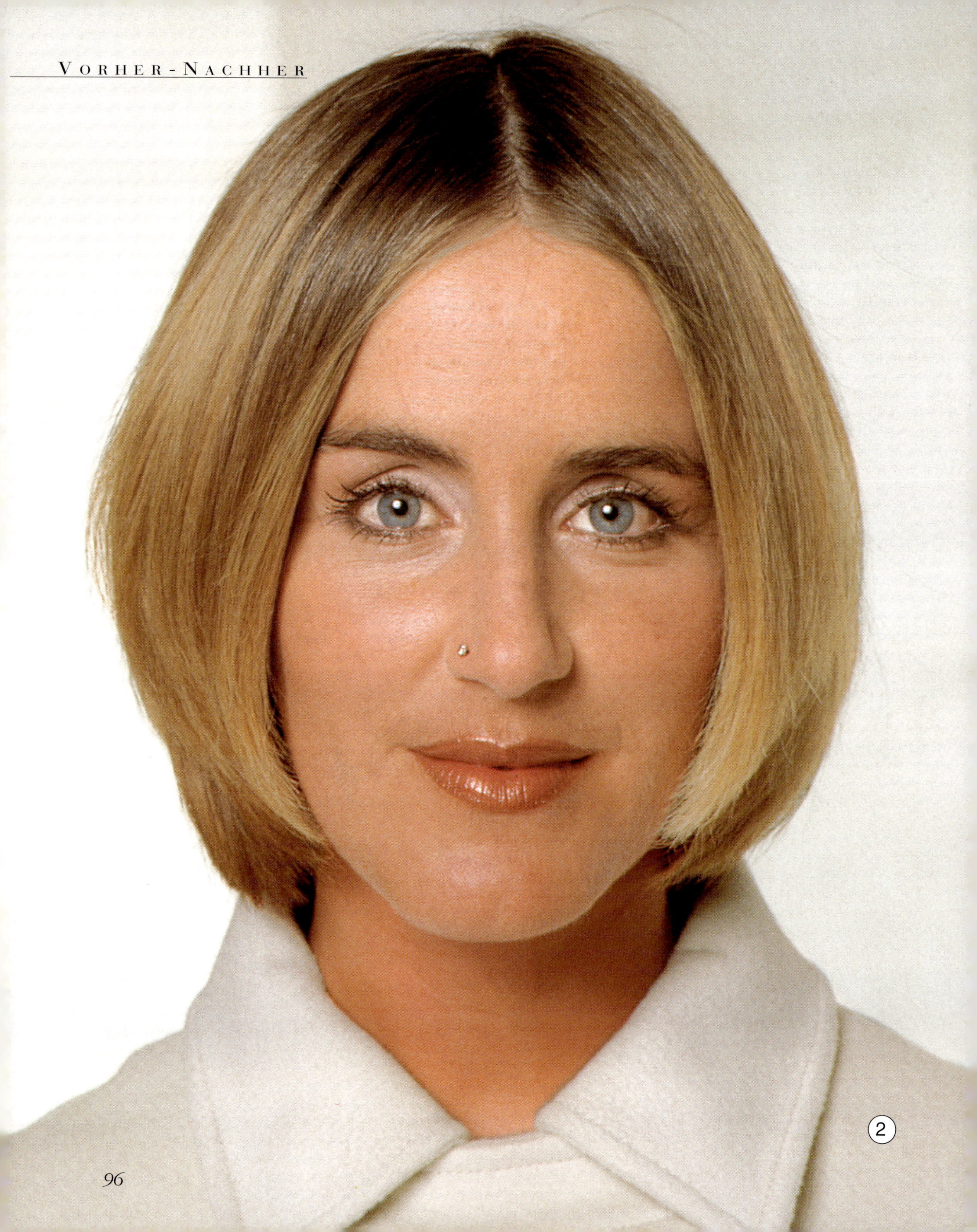

2

So wird's gemacht

❶ Grundlage für Sabines neue Frisuren: der exakte Schnitt. Die Haare seitlich und hinten abgeteilt, vorn länger und am Hinterkopf gerade geschnitten, nennt man das einen „graduierten Bob“

FRISUR 2

❷ Fraulich und weich wirkt Sabines Gesicht mit dem „Bob“. Zum besseren Stand und für mehr Fülle nach dem Waschen zuerst Schaumfestiger ins handtuchtrockene Haar. Mit einem Kamm den Mittelscheitel ziehen. Das Haar über Rundbürsten föhnen und schwungvoll ins Gesicht fallen lassen

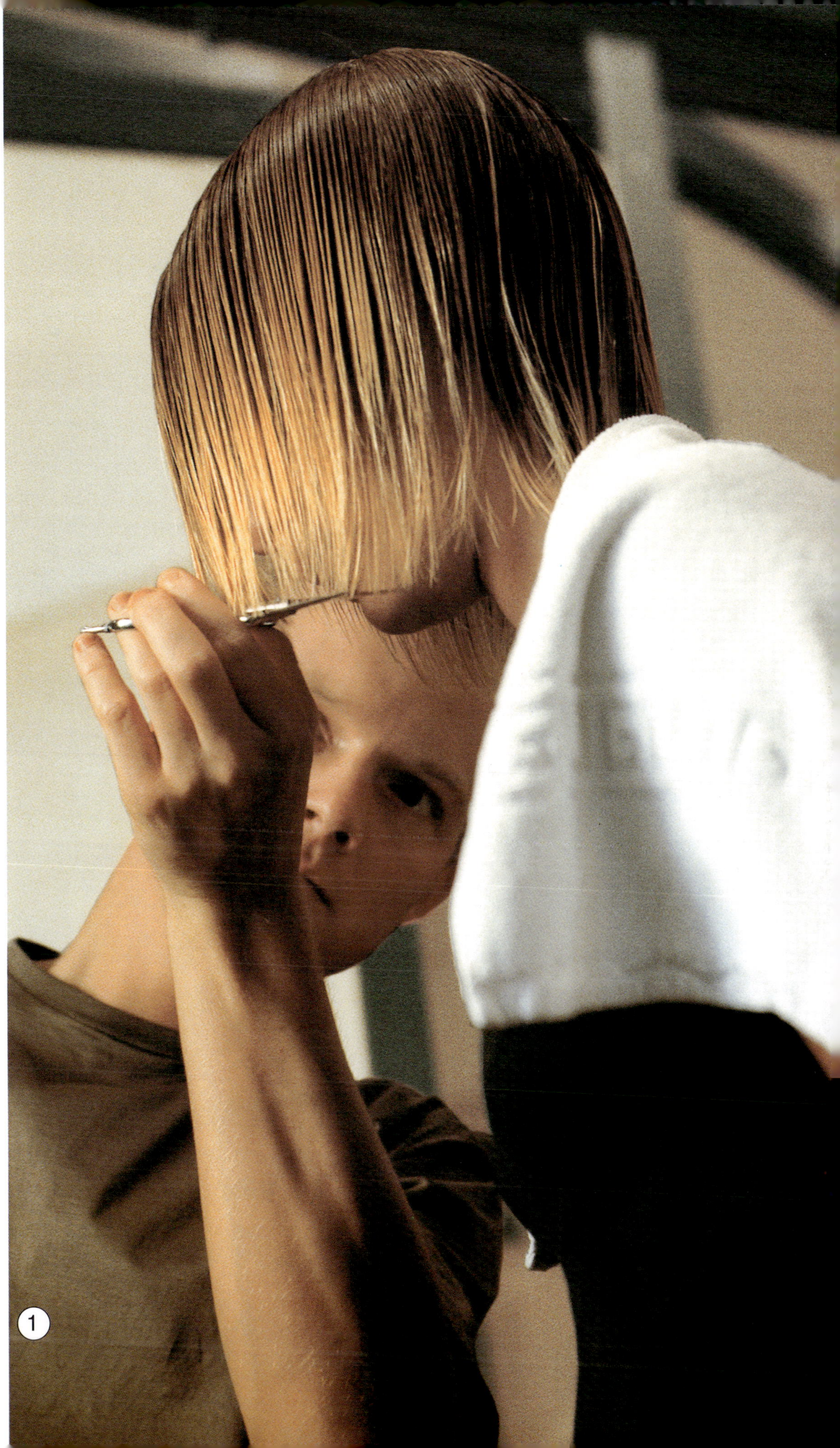

Petra: DIE ENERGISCHE

Sie führt ihren Haushalt, versorgt ihren Mann und ihren neunjährigen Sohn. Außerdem arbeitet sie ganztags im Büro. Wenig Freizeit. Deshalb muss die Frisur auch praktisch sein.

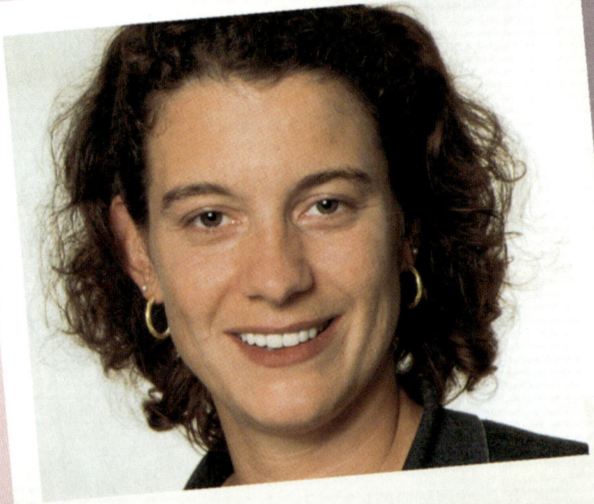

Vorher

Ich bin total unzufrieden mit meinen Haaren", klagte Petra, die ihr dunkles, naturgewelltes, feines Haar glatt aus dem Gesicht frisiert und mit zwei Kämmen seitlich befestigt. Von Gerhard Meir erhoffte sie sich eine schnelle und praktische Frisur, die ihren Typ unterstreicht und nicht bieder wirkt. Voller Ungeduld und Neugierde wartete sie auf das Ergebnis. Petra: „Auch mein Mann sagte mir, dass er gespannt ist, wie ich hinterher aussehe." Als es dann so weit war, Jubel und Freude: „Ich erkenne mich kaum wieder. So schön war ich noch nie!" Und auch Petras Mann staunte über die Verwandlung.

FRISUR 1

Lockenkopf mit Pfiff: die nassen Haare mit dem „Diffuser" trocknen, Gel ins Haar, Strähnchen zupfen

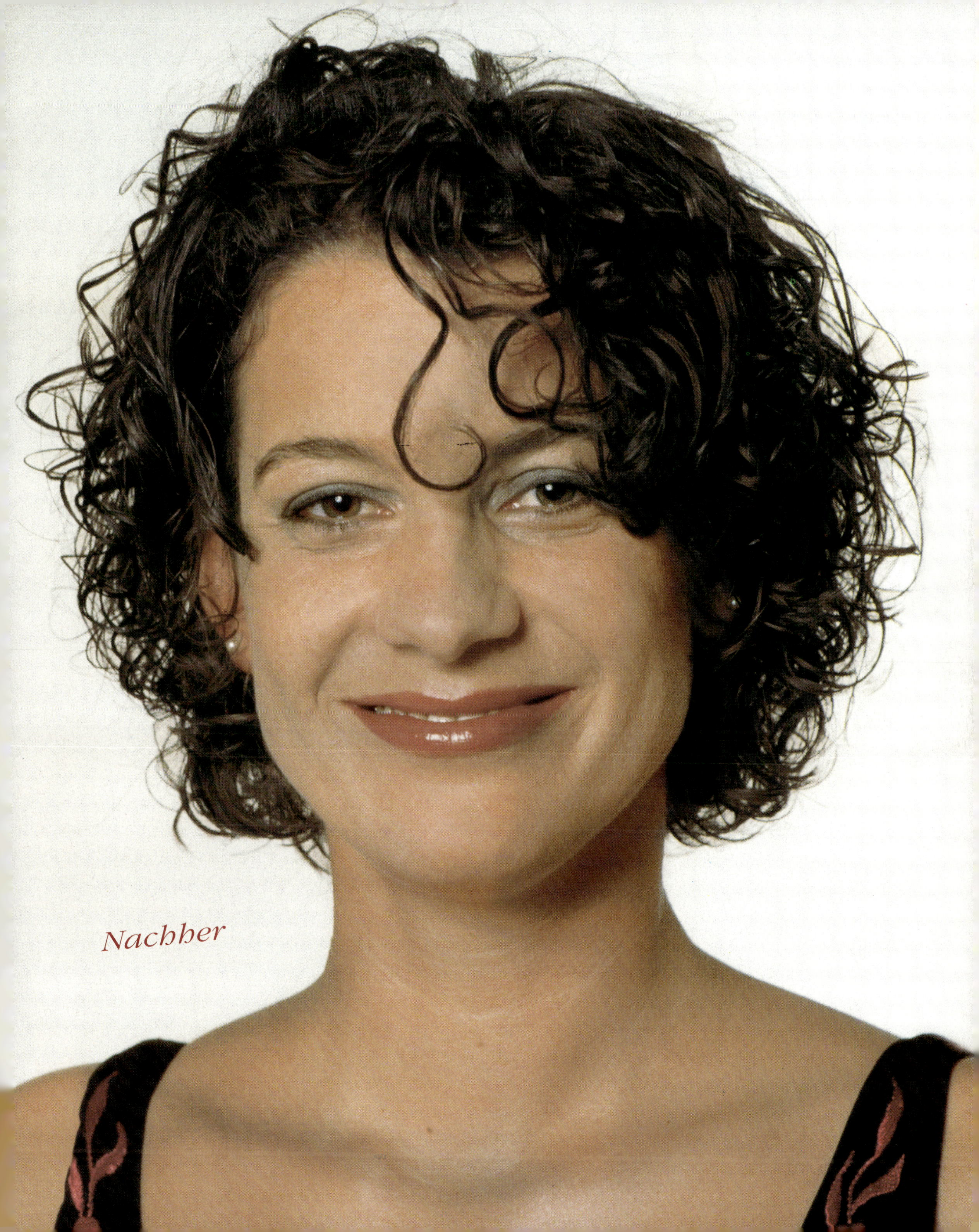
Nachher

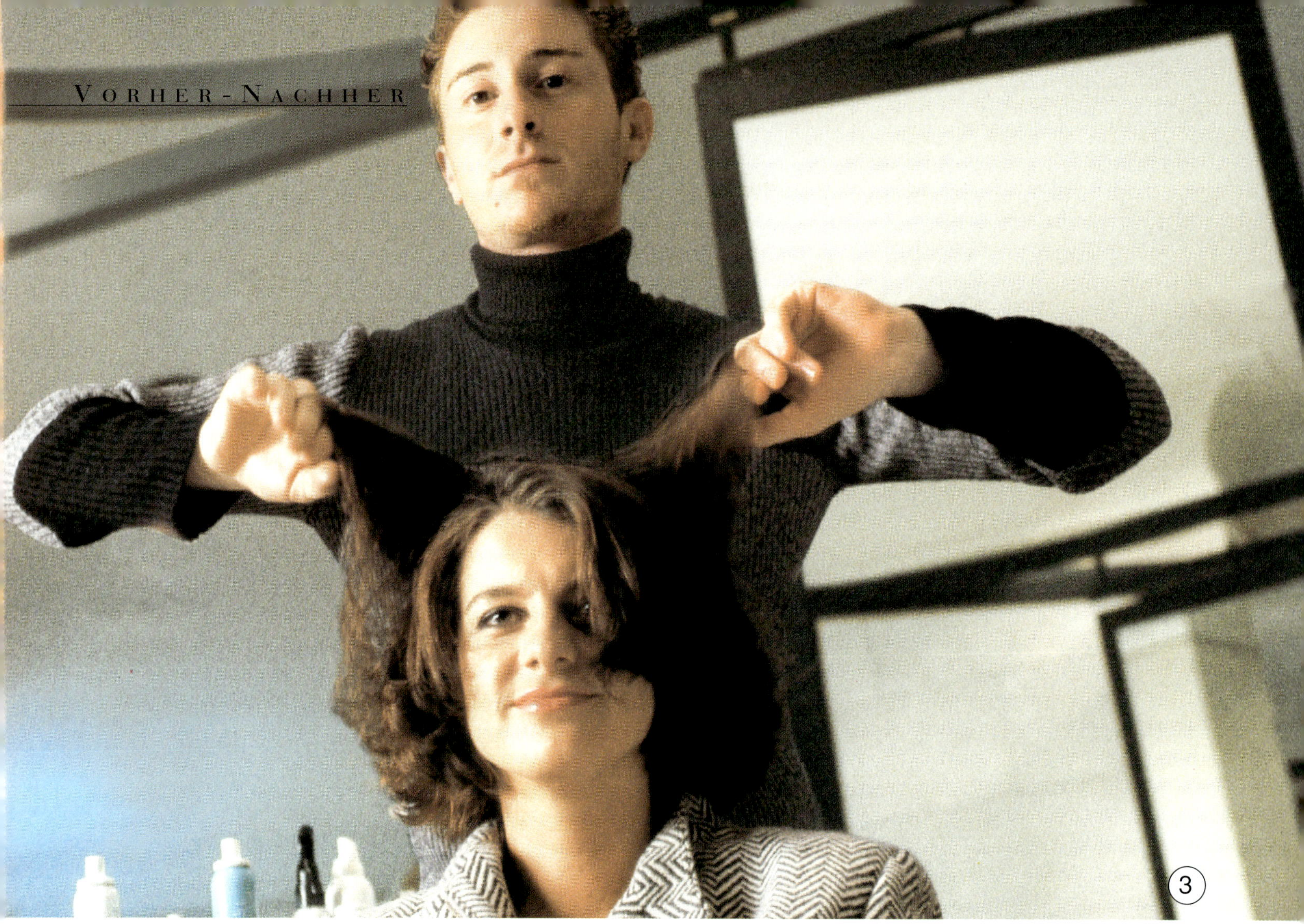

3

So wird's gemacht

❶ Grundlage für Petras neue Frisuren: ein stufiger Schnitt (im Nacken länger, an den Seiten kürzer). Gerhard Meirs Mitarbeiter Lars nimmt Maß, bevor er schneidet

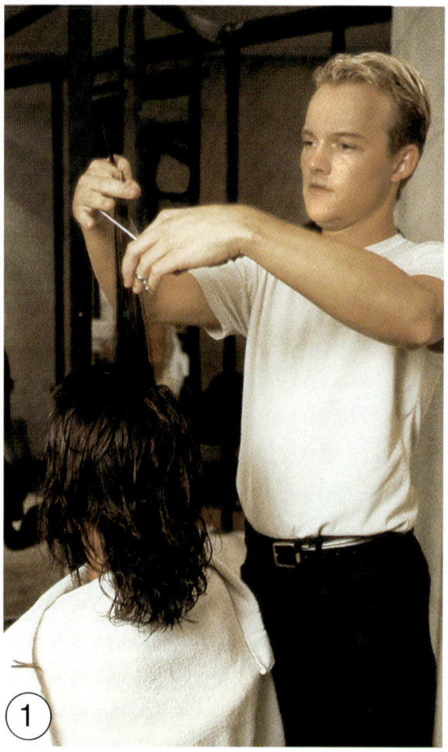

1

FRISUR 2

❷ Ideal im Beruf: Petras Stufenfrisur ❸ Die naturgewellten Haare glatt föhnen, Seitenscheitel ziehen und – wie Meir-Mitarbeiter Georgios zeigt – das Haar mit den Händen anheben und locker in Form fallen lassen

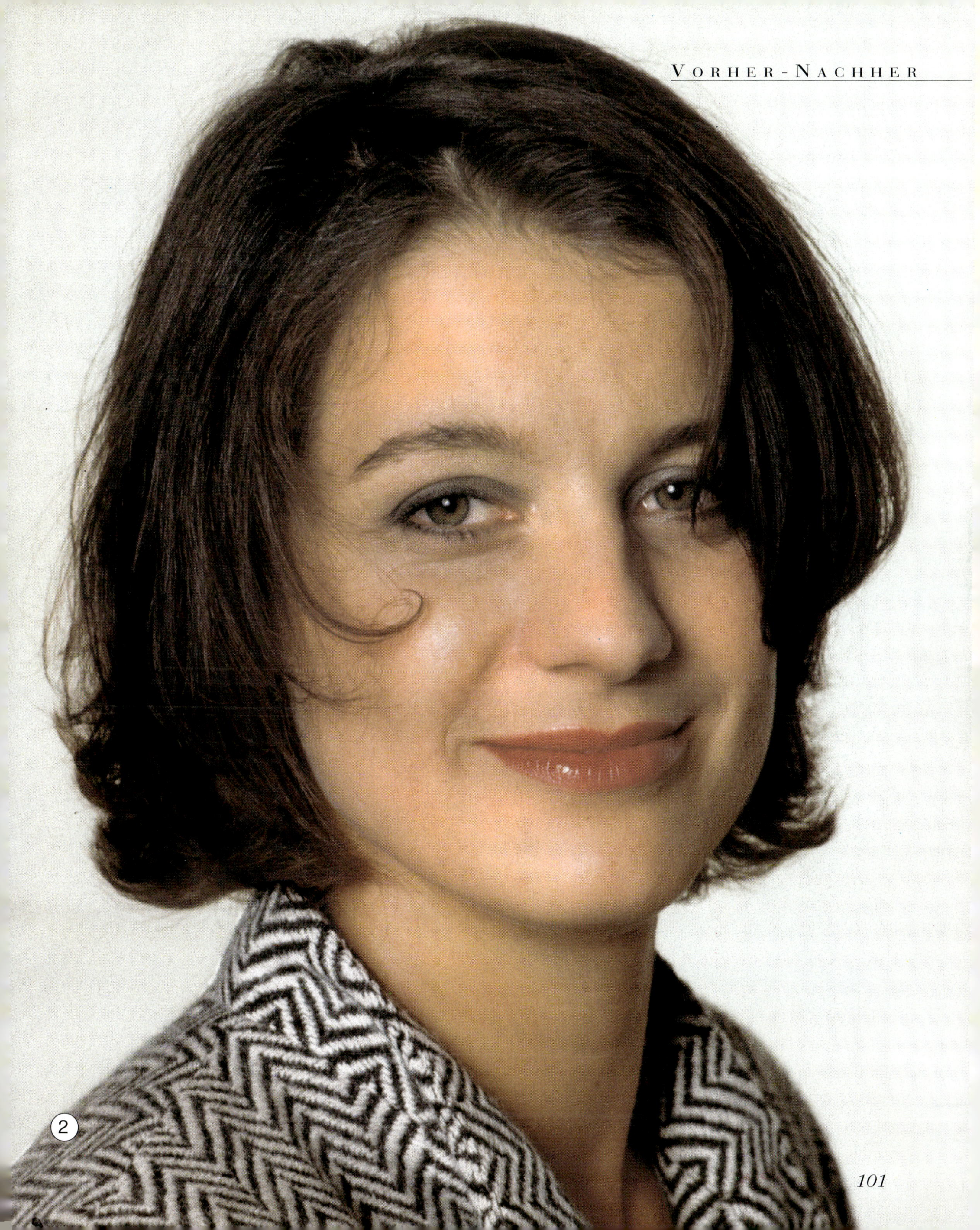

2

Michaela: DIE SPORTLICHE

Langeweile kennt Michaela nicht. Seit ihrer Scheidung erzieht sie ihren Sohn alleine und steht auch wieder den ganzen Tag im Job. Für Aerobic, Schifahren, Inline-Skating bleibt wenig Zeit.

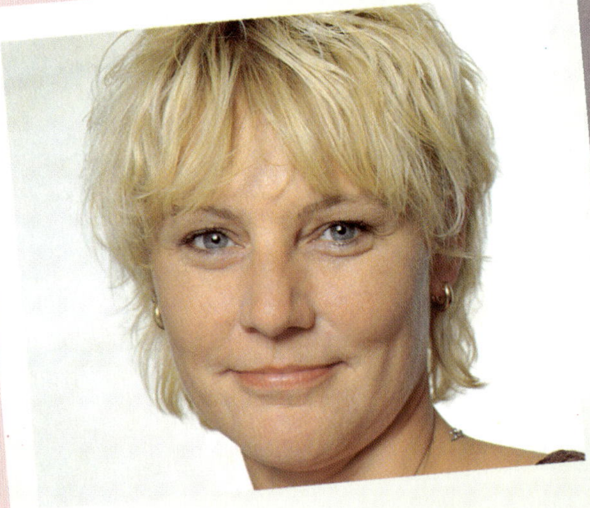

Vorher

Sie wollte es genau wissen: „Mich interessiert nicht nur meine neue Frisur. Ich möchte auch die Schnitt-Technik von Gerhard Meir kennen lernen." Das dünne, leicht naturgelockte Haar bereitete Michaela seit Jahren Kopfzerbrechen: „Es sieht immer strähnig und ungepflegt aus." Das lag sowohl an Michaelas mangelndem Talent im Umgang mit ihren Haaren als auch am Schnitt. Die Haare in Form gebracht, musste sie schon nach dem Haarewaschen zugeben: „Endlich hängen mir jetzt keine ausgefransten Strähnen mehr ins Gesicht. Am liebsten würde ich sofort mit Freunden zum Essen oder in die Disco gehen."

FRISUR 1

Frech: die Fransenfrisur. Haare über kleine Bürsten föhnen, toupieren. Spitzen mit Gel einstreichen, mit der Hand kneten

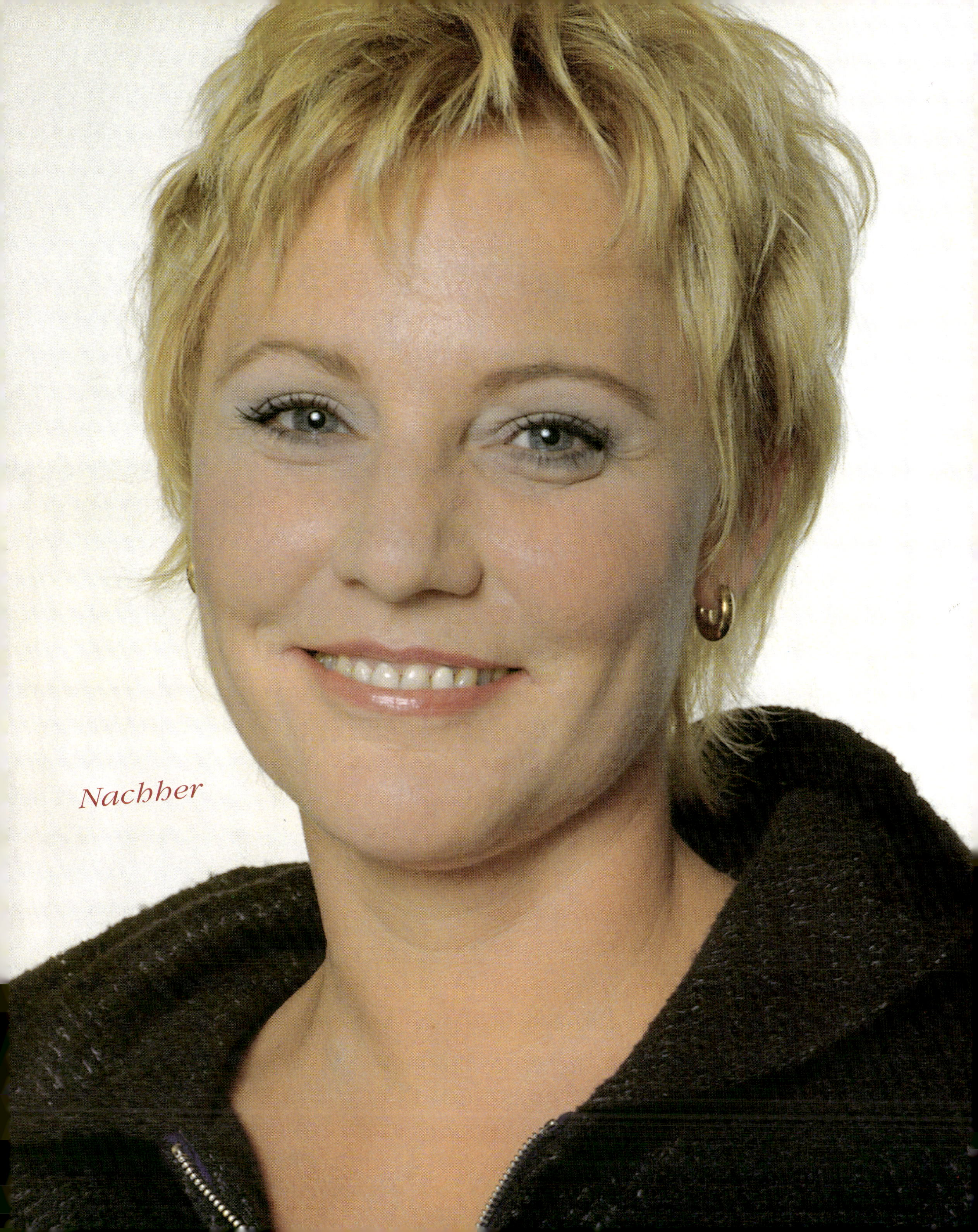

Nachher

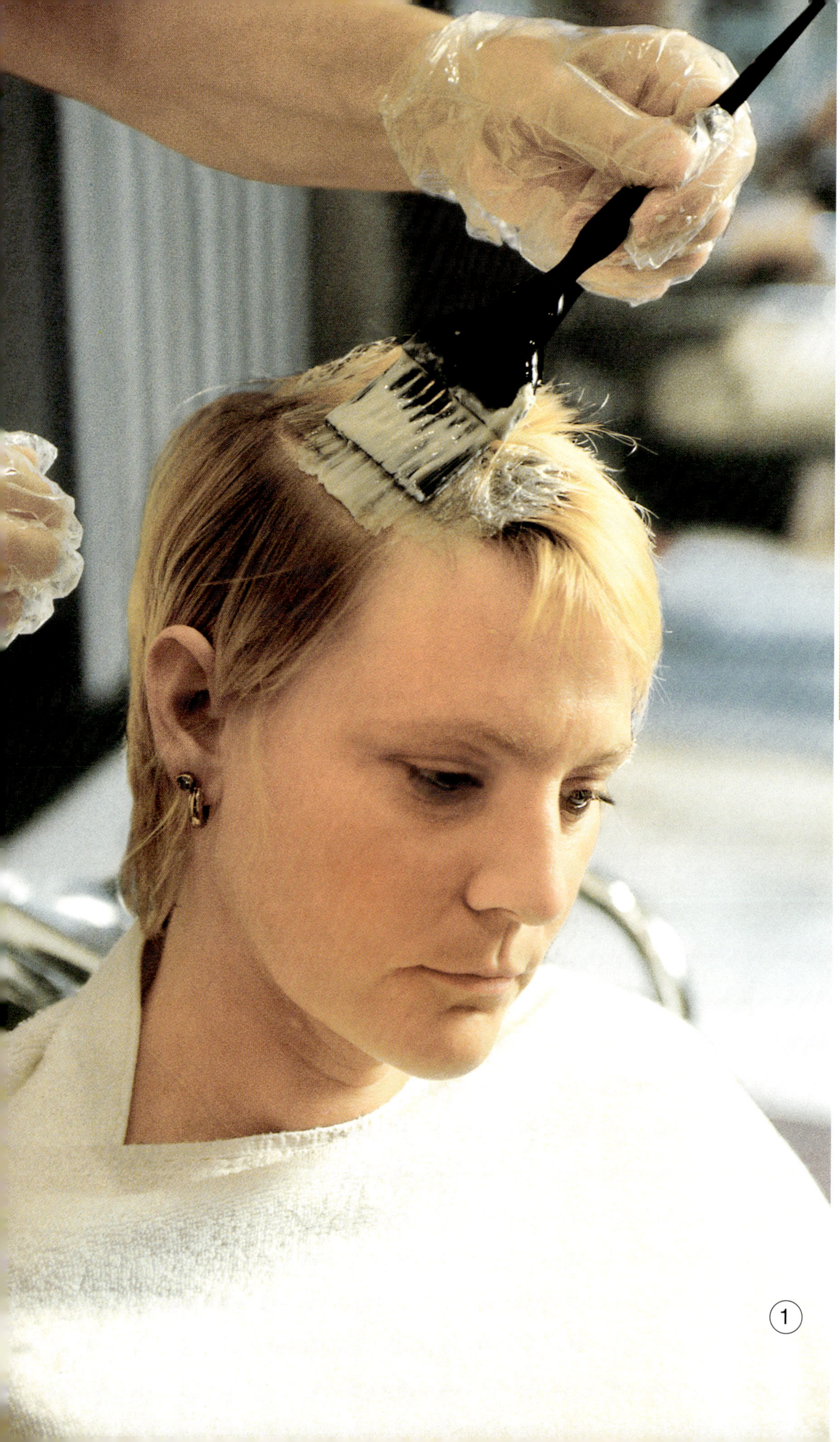

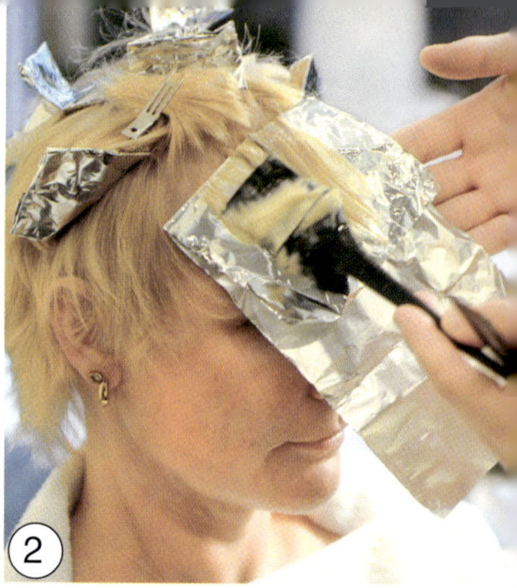

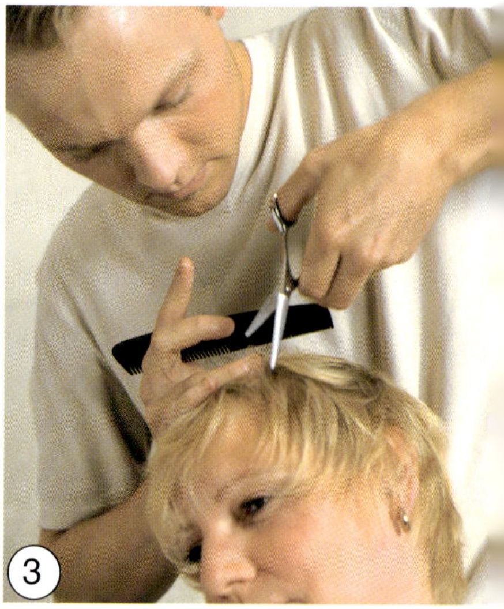

So wird's gemacht

❶ Michaelas blondiertes Haar zuerst am Ansatz nachfärben ❷ Mit goldblonden Strähnen aufpeppen ❸ Meir-Mitarbeiter Lars schneidet zuerst Stufen, dann Zacken ins feine, naturgelockte Haar

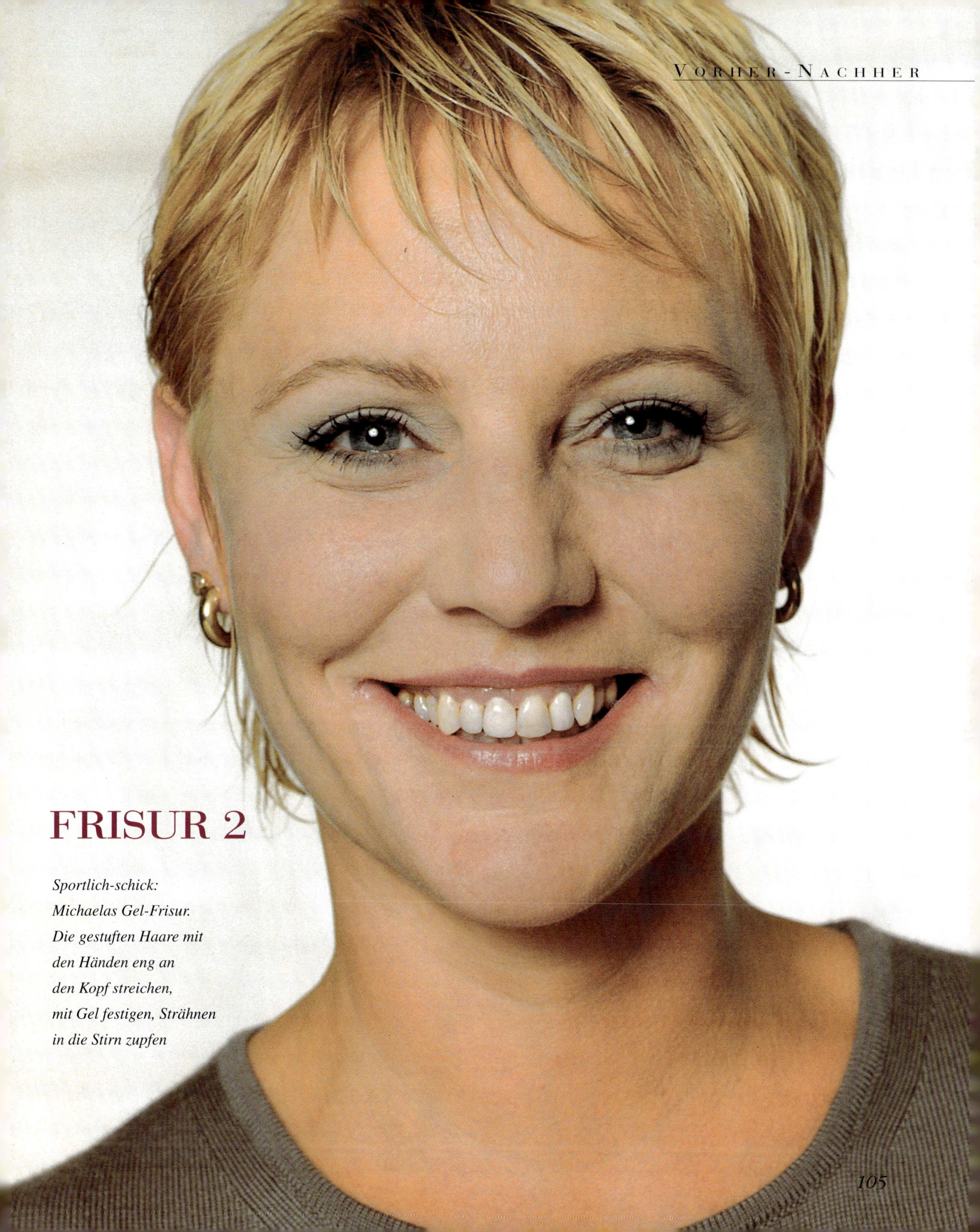

FRISUR 2

Sportlich-schick: Michaelas Gel-Frisur. Die gestuften Haare mit den Händen eng an den Kopf streichen, mit Gel festigen, Strähnen in die Stirn zupfen

Claudia: DIE ENTSCHLOSSENE

Sehr viel Zeit zum Fahrradfahren, Schwimmen und Inline-Skaten bleibt der Sekretärin nicht: Sie muss sich intensiv um ihren einjährigen Sohn, Mann und Haushalt kümmern.

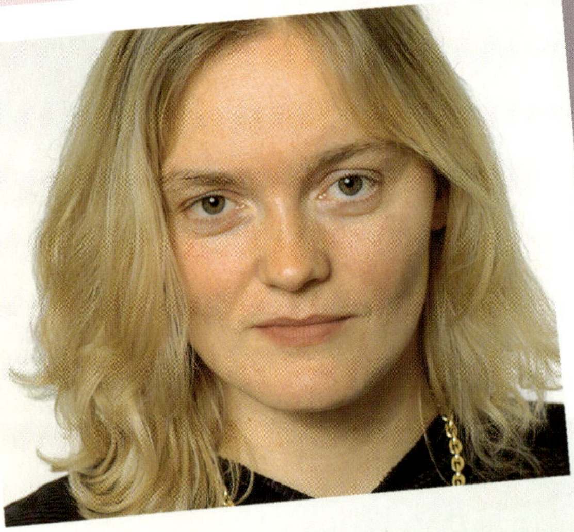

Vorher

Ich wollte meinen Typ verändern", begründet Claudia ihren Entschluss, der Damenstaffel der Vorher-Nachher-Session von Gerhard Meir beizutreten. Ihr war es egal, ob die schulterlangen, dünnen, glatten, mittelblonden Haare dabei der Schere zum Opfer fielen. „Wenn mir eine Kurzhaarfrisur besser steht, warum nicht?" Doch Claudia ist eher ein Typ für mittellange Haare, mit lässigen und leicht verspielten Frisuren. Außerdem hat sie wenig Zeit und muss mit den Haaren gut zurechtkommen können. Ganz auf diese Ansprüche getrimmt: der neue Schnitt mit den praktischen Frisuren-Varianten.

FRISUR 1

Lässig: Claudias Föhnfrisur. Die Haare mit dem Föhn durcheinander wirbeln, Scheitel ziehen, durchfrisieren

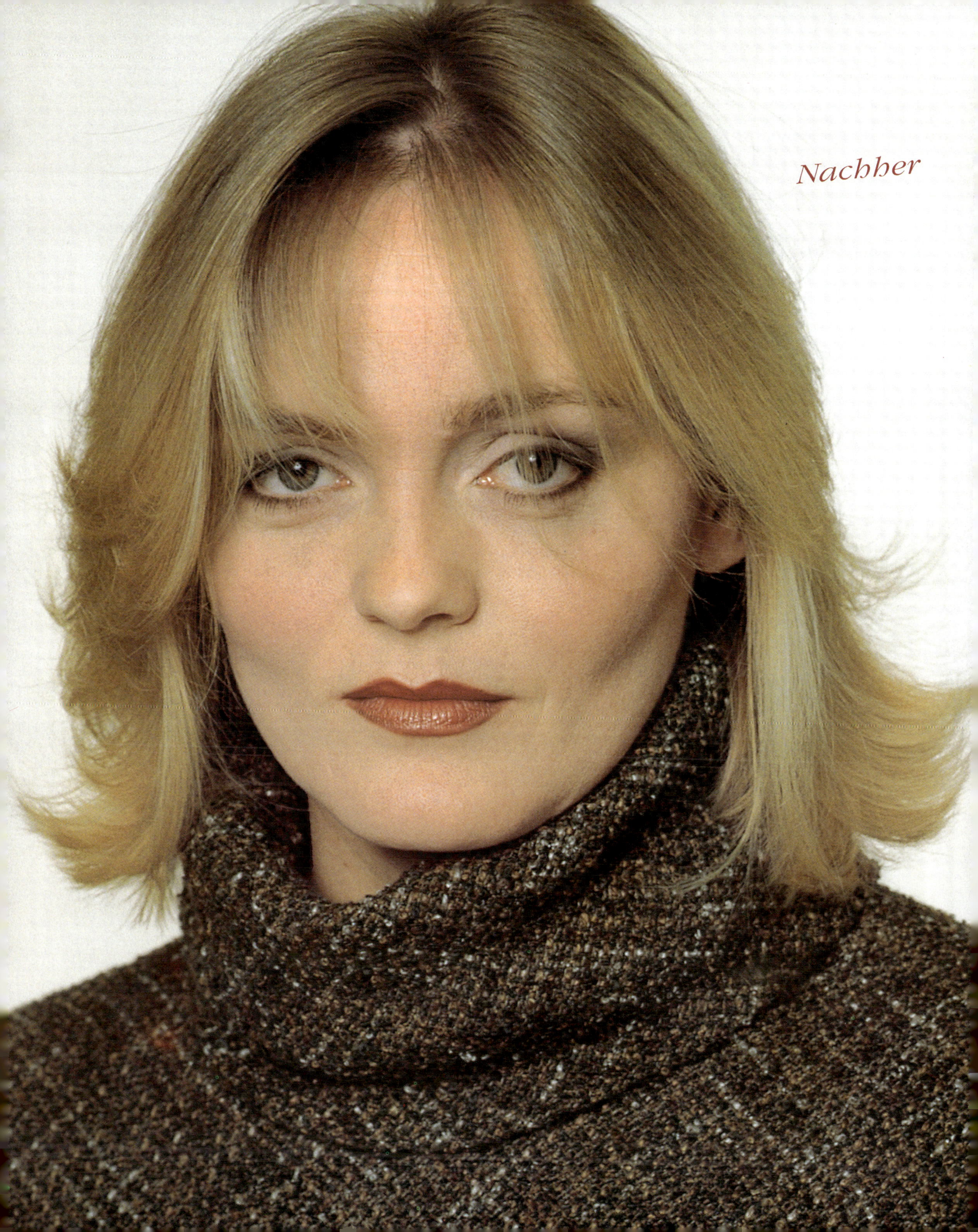
Nachher

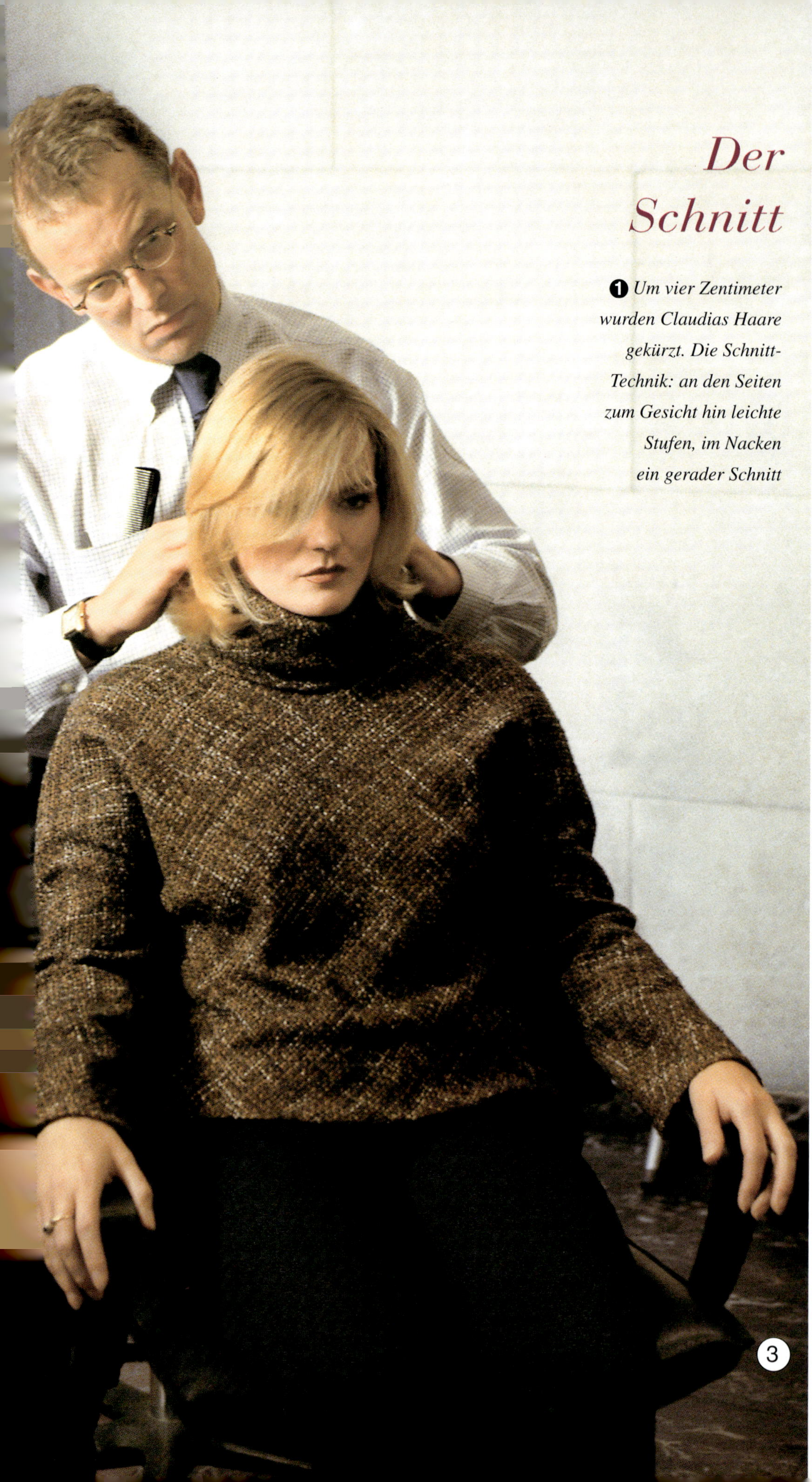

Der Schnitt

❶ Um vier Zentimeter wurden Claudias Haare gekürzt. Die Schnitt-Technik: an den Seiten zum Gesicht hin leichte Stufen, im Nacken ein gerader Schnitt

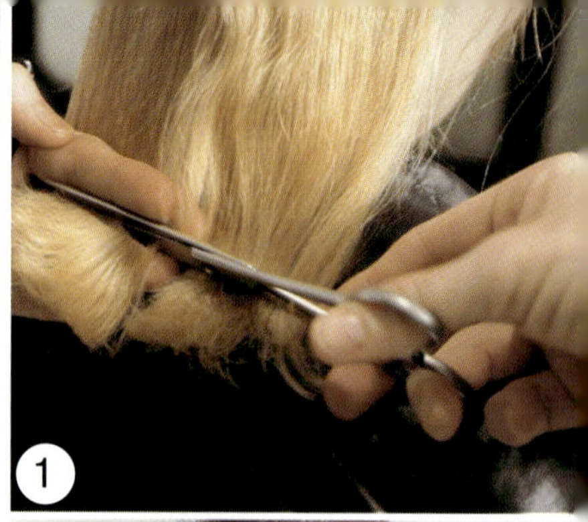

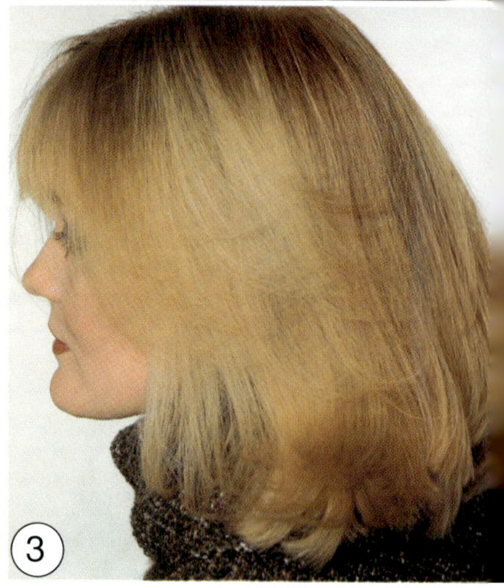

So wird's gemacht

❷ Zuerst die Haare trocknen, dann auf elektrische Wickler drehen. Leicht toupieren, Seitenscheitel ziehen, einzelne Strähnen ins Gesicht zupfen und mit Haarspray festigen

❸ Bei Claudias lässiger Föhnfrisur greift Gerhard Meir zum Schluss selbst zum Kamm. Er frisiert die Spitzen leicht nach außen

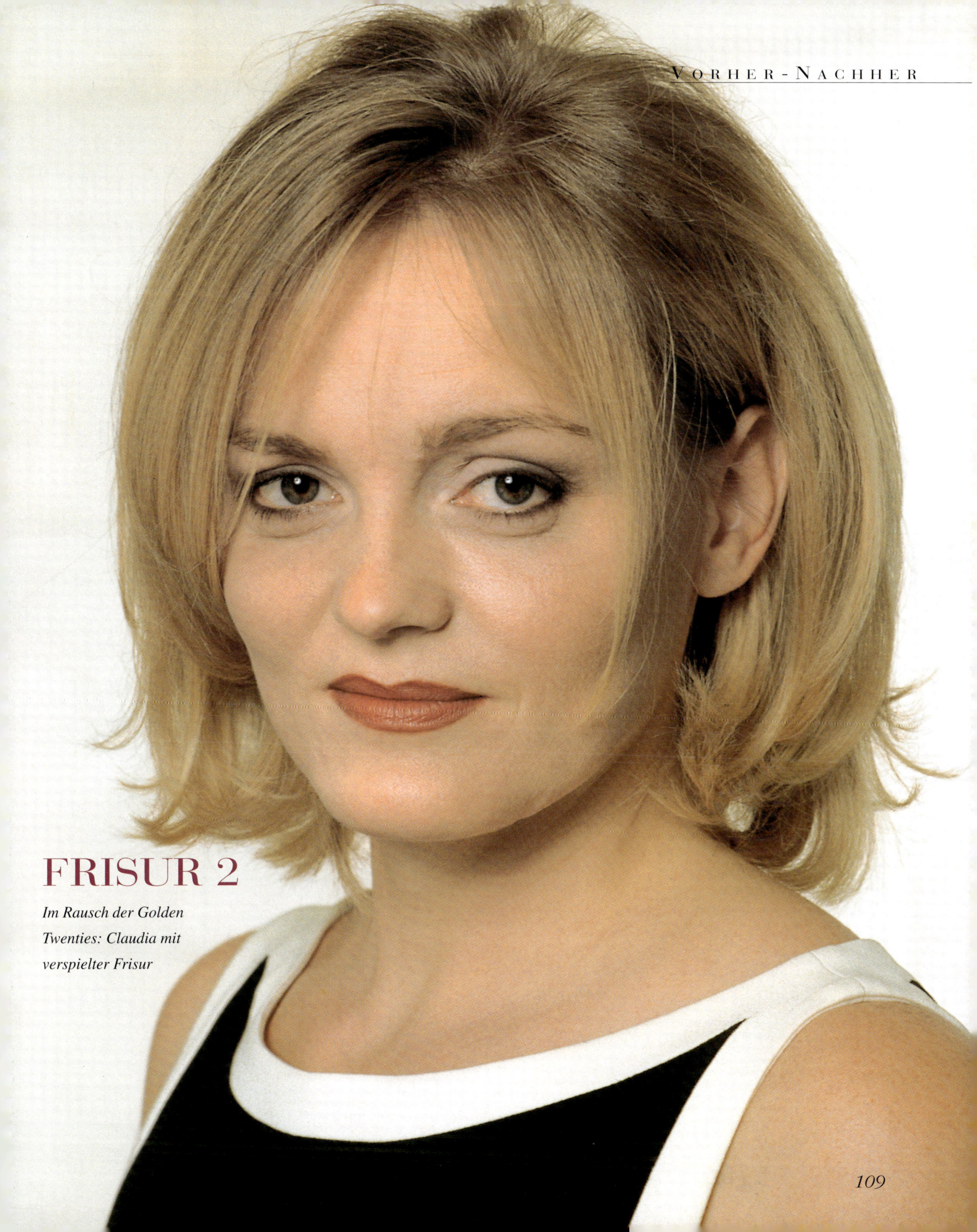

FRISUR 2

Im Rausch der Golden Twenties: Claudia mit verspielter Frisur

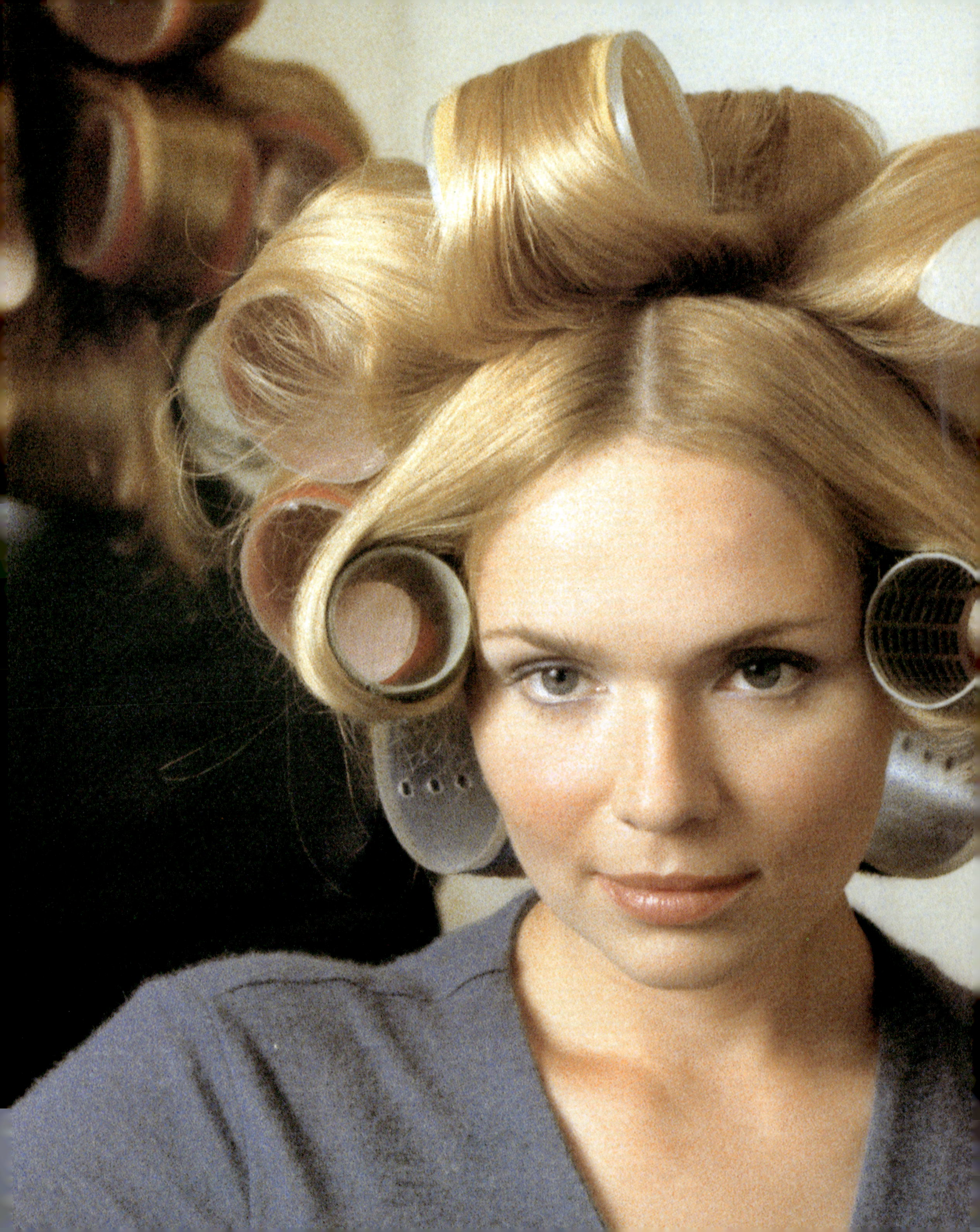

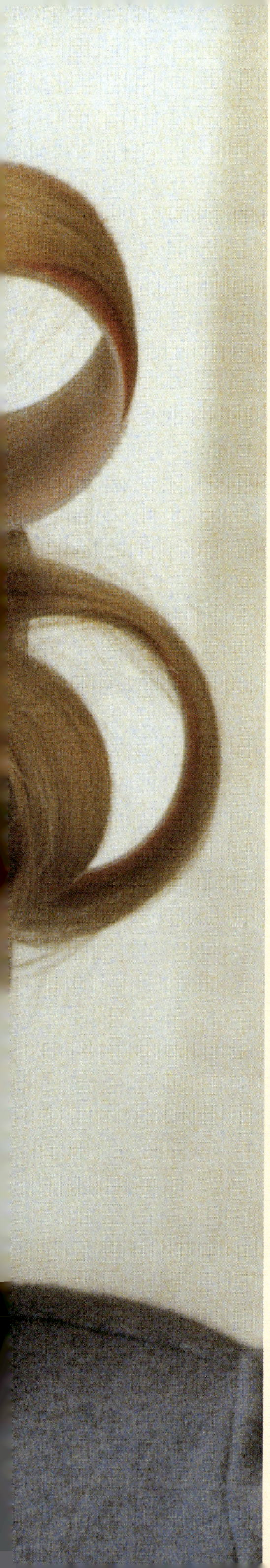

Tipps & Tricks

für zu Hause

Schöne Haare – kein Problem: Etwas Fingerspitzengefühl, die richtigen Pflegepräparate und Stylinghilfen, Geschick im Umgang mit Föhn oder Lockenwickler, schon spart man unnötige, zeitraubende Frisörbesuche und Geld.

Haare waschen:
Fingerspitzengefühl ist gefragt

Zur Vorsicht beim Haarewaschen rät Gerhard Meir: „Erst müssen Spray und Gel aus dem Haar gebürstet werden. Beim Haarewaschen selbst ist Fingerspitzengefühl gefragt." Die einzelnen Schritte:

Haare mit lauwarmem Wasser durchspülen, Shampoo (einen Teelöffel) in die Handfläche geben, in beiden Händen verreiben, gleichmäßig aufs Haar verteilen und einkneten. Gut ausspülen, damit keine Shampoo-Reste zurückbleiben. Ein Extra-Tipp von Gerhard Meir: „Das Haar glänzt besonders schön, wenn man zum Schluss noch etwas Essigwasser drübergießt."

Achtung beim Auskämmen. Das saubere, frisch gewaschene Haar ist im Nasszustand sehr empfindlich. Bei falscher Behandlung (z. B. sorgloses Zerren durch Kämmen und Bürsten) kann die durch Wasser aufgequollene äußere Schuppenschicht schnell verletzt werden. Die Folge: Glanz, Geschmeidigkeit und Widerstandskraft leiden erheblich. Deshalb: Vor dem Auskämmen die Haare mit der Hand sanft auswringen, mit den Fingerspitzen vorsichtig entwirren und in ein Handtuch wickeln. Durch massageähnliches Frottieren (kein Rubbeln!) trocknen die Haare leicht an. Ein großzinkiger Kamm mit abgerundeten Zinken eignet sich dann ideal zum Auskämmen (Niemals Bürsten verwenden – sie beschädigen das Haar). Beim Auskämmen gilt: an den Haarspitzen beginnen.

Soll man die Haare täglich waschen?
Jede Frau fühlt sich mit sauberem Haar wohl. Warum also nicht jeden Tag mit einem „Haarlifting" beginnen? Gerhard Meir: „Wer Zeit und gesundes Haar hat, kann das problemlos tun." Die milden Wirkstoffe der heutigen Shampoos sind absolut unschädlich für gesundes, normales Haar. Ähnliches gilt bei fettigem Haar: Mit dem richtigen Shampoo gewaschen, wird die Kopfhaut geschont, die Talgproduktion verhindert. Bedenken äußert Meir bei stra-

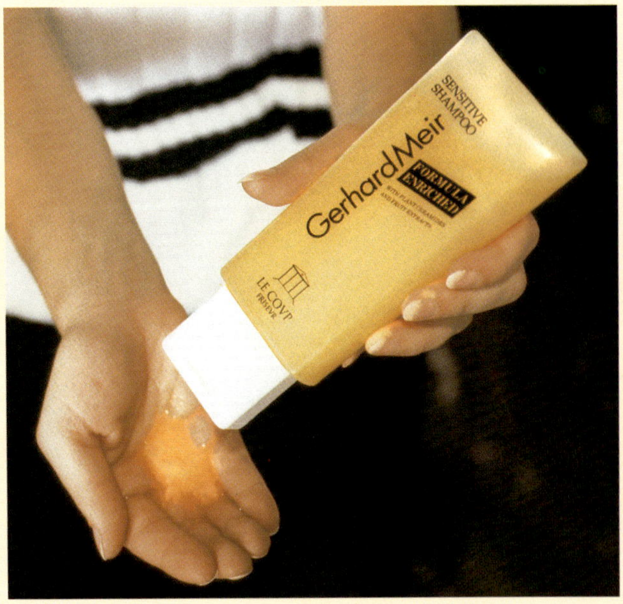

Achtung bei der Haarwäsche: das Shampoo nicht direkt ins Haar, sondern zuerst in die Hand geben

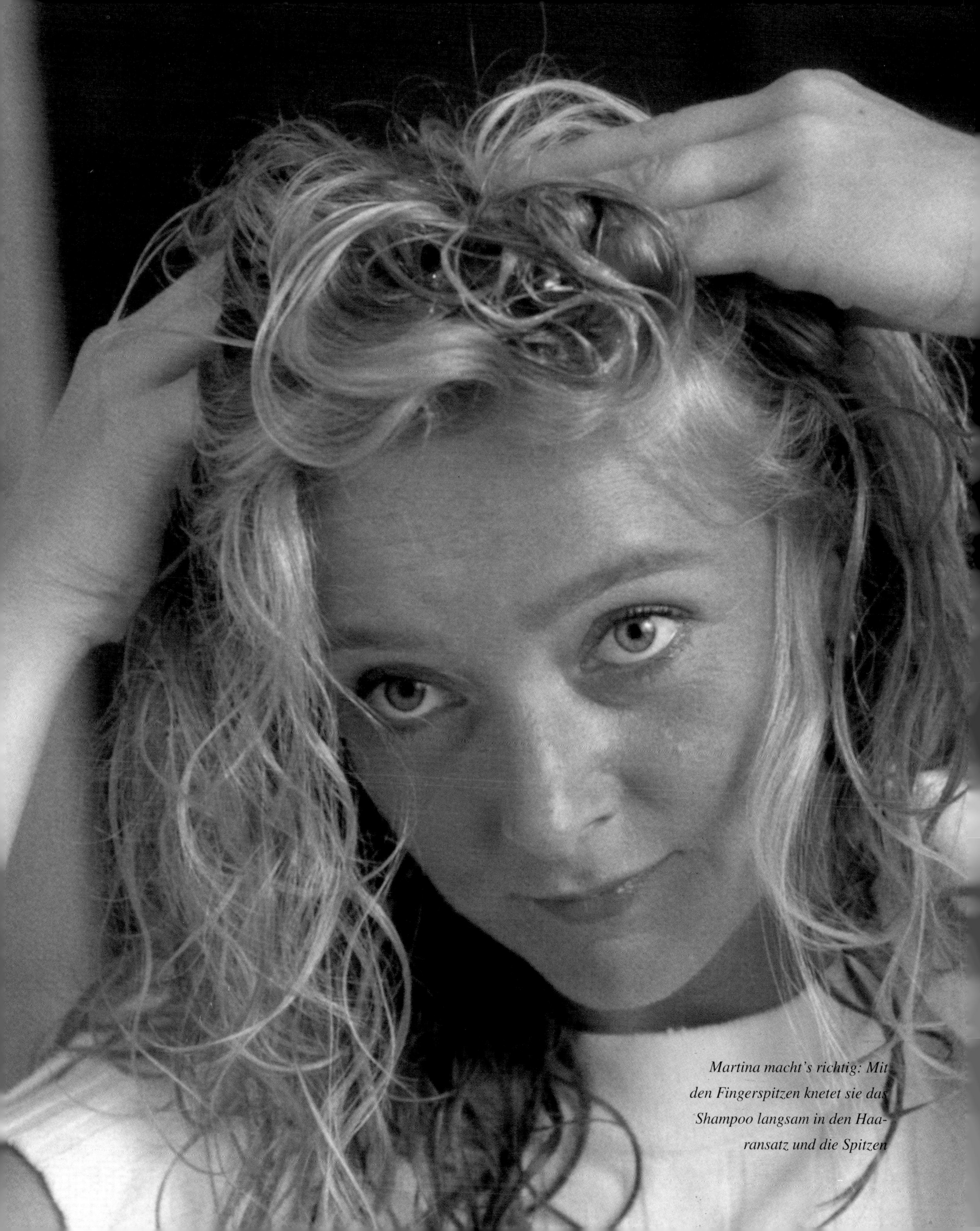

Martina macht's richtig: Mit den Fingerspitzen knetet sie das Shampoo langsam in den Haaransatz und die Spitzen

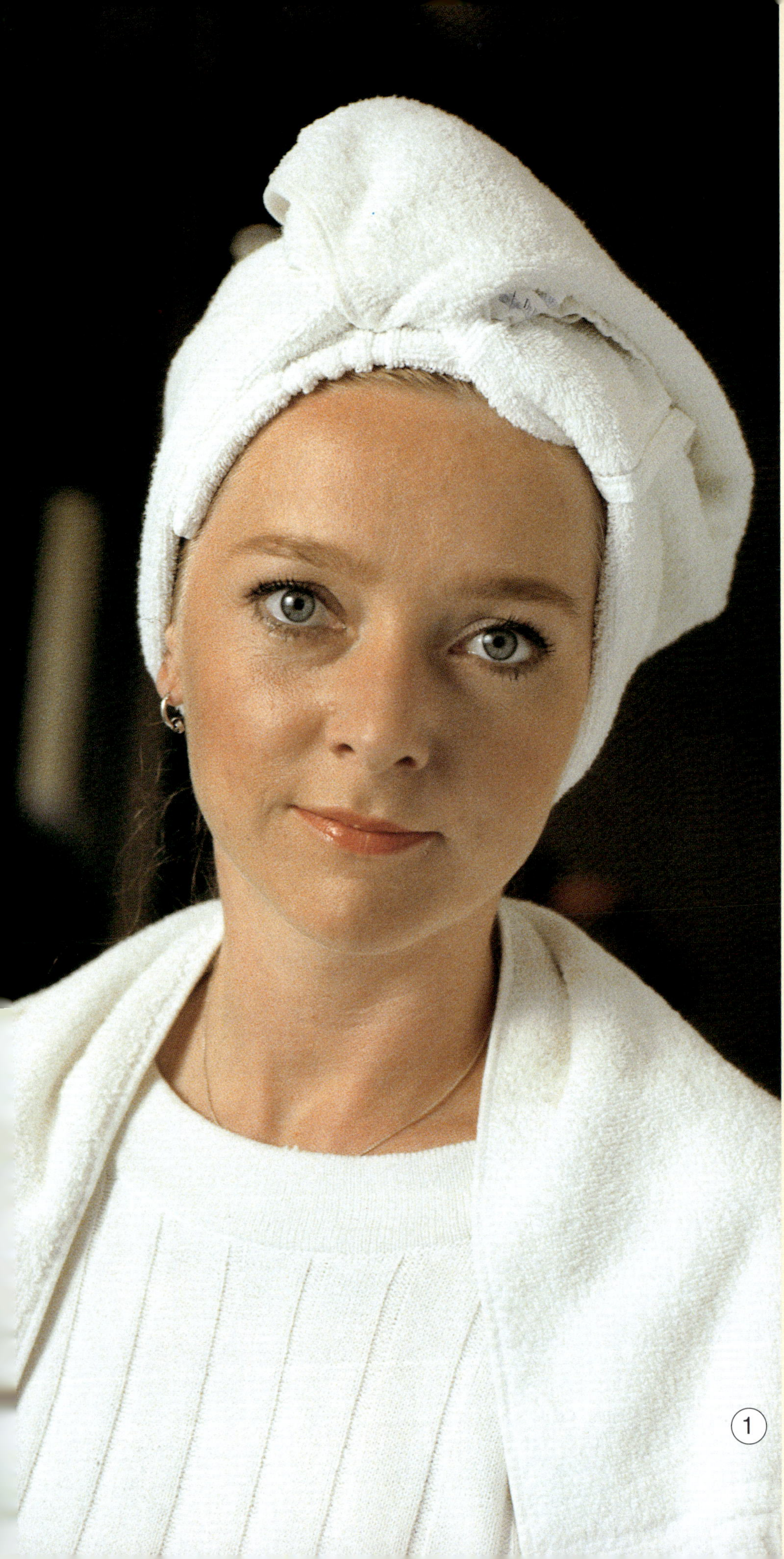

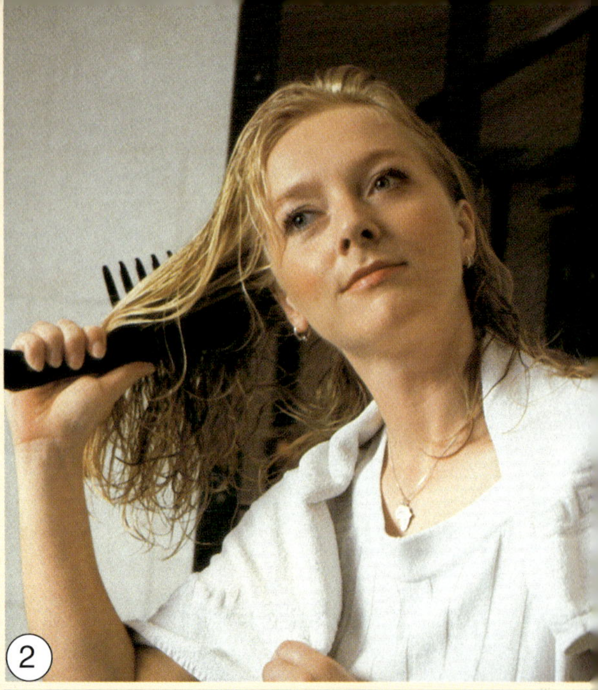

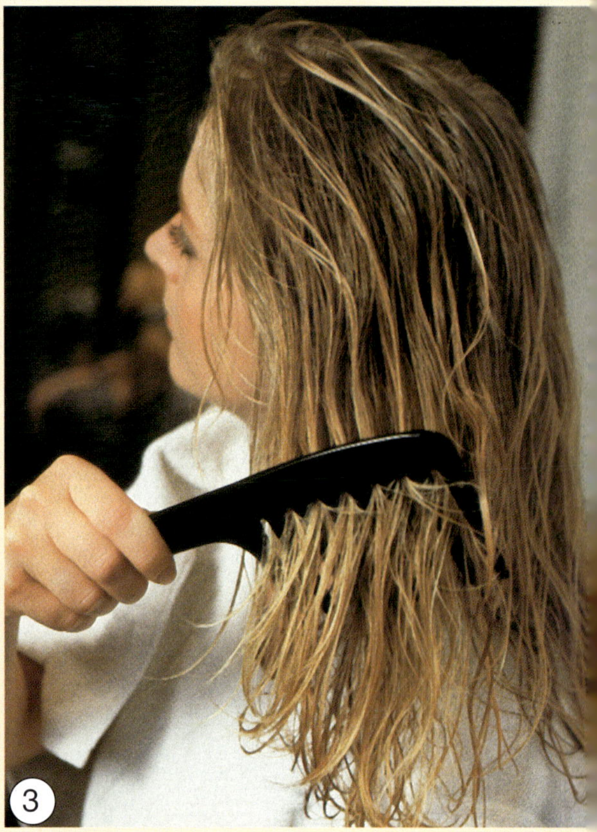

❶ In ein Handtuch gewickelt lässt Martina das Haar nach der Wäsche erst einige Minuten lang leicht antrocknen ❷ Mit einem großzinkigen Kamm werden die gewaschenen Haare vorsichtig „entzerrt“ ❸ Martina beginnt mit dem Auskämmen an den Haarspitzen und arbeitet sich langsam zum Haaransatz vor

paziertem Haar (Dauerwelle, Farbe, Strähnchen): „Da ist es besser, die Haare nur alle drei bis vier Tage zu waschen." Die mit Chemie behandelten Haare können sich nur im „Trockenzustand" bei geschlossenen Poren erholen. Die tägliche Haarwäsche bewirkt das Gegenteil.

Das richtige Shampoo
Auf den Haartyp abgestimmt: die Inhaltsstoffe der Shampoos. Unkompliziertes, normales Haar braucht andere Präparate als z. B. fettiges Haar. Die Haartypen und Shampoos:

Das normale, gesunde Haar ist unkompliziert. Es braucht nur Präparate, die Haar und Kopfhaut schonend reinigen.

Das trockene, strapazierte Haar ist anspruchsvoll. Die spröde Haarstruktur benötigt so genannte „Conditioning-Shampoos" mit rückfettenden Substanzen (z. B. Lanolin) und Inhaltsstoffen, die aufgerissene Poren wieder schließen.

Das feine Haar ist schlaff. Es braucht Stand. „Volumen-Shampoos" (z. B. „Sensitive Shampoo" von Gerhard Meir), angereichert mit Mineralstoffen und Fruchtextrakten, kräftigen das Haar.

Das fettige Haar ist undankbar. Die überschüssige Talgdrüsen-Produktion auf der Kopfhaut muss eingedämmt werden, um ein schnelles Nachfetten zu verhindern. Milde Shampoos mit stärkenden Kräuterextrakten helfen. Sie schonen die Kopfhaut, weil sie die Fettbildung regulieren und gleichzeitig das Haar stärken.

Spezial-Shampoos und ihre Wirkung
Bevor man zu Spezialpräparaten (Shampoos gegen Schuppen, Peeling-Shampoos, Two-in-one-Shampoos) greift, sollte man mit seinem Frisör sprechen. Nach einer Haaranalyse kann er entscheiden, ob man eines dieser Präparate verwenden soll:

Shampoos gegen Schuppen. Sie sollen die Neubildung von Schuppen verhindern und gleichzeitig abgestorbene, auf der Kopfhaut liegende Schuppen lösen. Sinnvoll bei extremem Schuppenbefall.

Peeling-Shampoos. Die Anwendung dieser Präparate, die für alle Haare geeignet sind, empfiehlt Gerhard Meir nur einmal im Monat. Der Grund: Die intensiven Wirkstoffe können die Haarsubstanz angreifen.

Two-in-one-Shampoos. „Nur wenn es schnell gehen muss, sollte man diese Präparate anwenden", sagt Meir. Die „Two-in-one-Shampoos" (Shampoo und Spülung in einem) schenken dem Haar zwar Geschmeidigkeit. Dauerhaft können die mit Silikonen angereicherten Präparate aber schaden.

Spülungen und Kuren:

Ideal für strapaziertes Haar

Nicht jedes Haar schreit nach dem Waschen mit einem Shampoo nach einer Spülung oder Kur (auch Packung genannt). Nur wenn sich das Haar spröde anfühlt, gefärbt, gesträhnt oder dauergewellt ist, sind Spülungen oder „Conditioner“ (Spülungen mit Langzeitwirkung) die ideale Ergänzung: Die aufgeraute Schuppenschicht glättet sich. Das Haar wird weich und leicht kämmbar. Nicht zu vergessen: der Glanz, der durch die Lichtreflektion auf dem glatten Haar entsteht. Und so trägt man Spülungen auf:
Das auf den Haartyp abgestimmte Präparat vorsichtig in die Handfläche geben (nicht mehr als einen Teelöffel voll), in beiden Händen verreiben und im handtuchtrockenen Haar gut verteilen. Ein bis zwei Minuten einwirken lassen, kräftig ausspülen. Achtung: Die normale Spülung wäscht sich immer wieder aus!
„Conditioner“ (Spülungen mit Langzeitwirkung) mit ihren stark haftenden Substanzen (z. B. Silikon) überstehen mehrere Haarwäschen. Bequem für die Anwenderin, aber auch ein bisschen gefährlich fürs Haar: Zu oft aufgetragen, kann es schnell erschlaffen.

So wirken Kuren

Eine Kur ist immer dann sinnvoll, wenn das Haar Erholung braucht. „Das ist wie beim Menschen. Der eine wird übers Wochenende fit, der andere braucht einige Wochen, um sich richtig zu erholen“, erklärt Gerhard Meir den Unterschied bei Haarkuren.
„Schnellkuren“ (z. B. „Intensiv Elixir“ von Gerhard Meir) sind flüssige, feuchtigkeitsspendende Präparate mit leichten Pflegestoffen. Ideal für spröde Spitzen, raues Deckhaar und feines Haar.
Anwendung: Nach der Haarwäsche die Flüssigkeit gleichmäßig im handtuchtrockenen Haar verteilen. Nicht ausspülen!
Nach einer Kur verlangen kranke Haare. Erkennbar an der porösen Struktur sind Haare nach Dauerwelle, Farbe oder Strähnchen. Auch zu starkes Toupieren und Frisieren mit spitzen oder kantigen Bürsten können die Ursache sein. Mit krem- oder ölhaltigen Kuren lässt sich der Schaden in der Schuppenschicht zum Teil reparieren. Leider nicht für ewig: Die Pflegesubstanzen waschen sich bei jeder Haarwäsche raus.
Die Anwendung: Das Präparat (einen Esslöffel voll) in die Hand geben, mit beiden Händen verreiben und gleichmäßig im Haar verteilen. Dann von oben nach unten einkneten. Eine Alufolie auf den Kopf stülpen und mit einem vorgewärmtem Handtuch einwickeln. 10 bis 20 Minuten einziehen lassen, anschließend kräftig ausspülen.
Meir: „Bei stark geschädigtem Haar sollte man die Kur nach jeder vierten Haarwäsche wiederholen.“

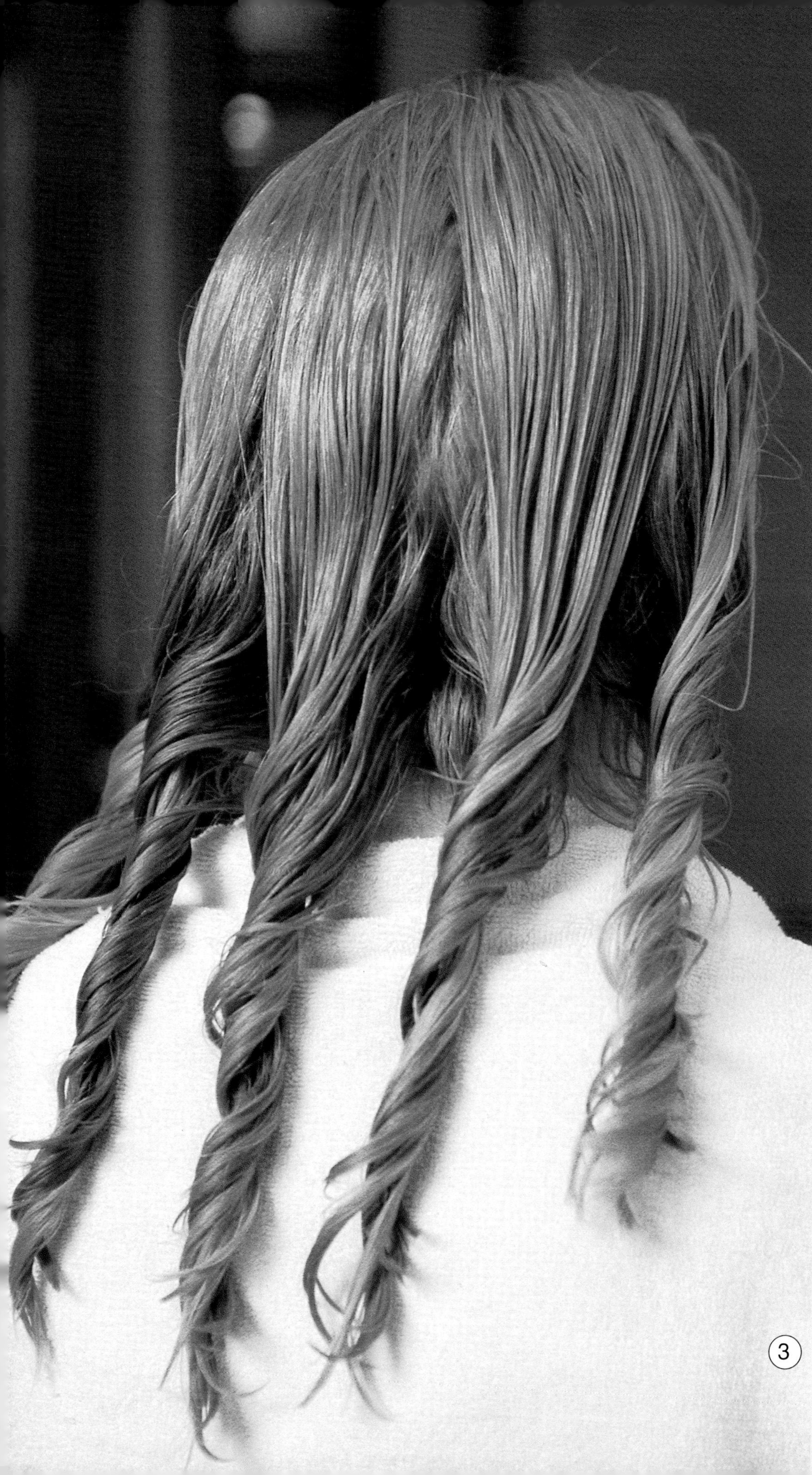

3

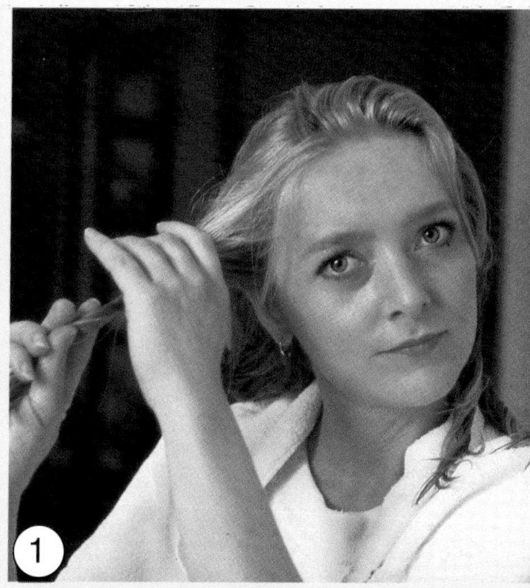

1

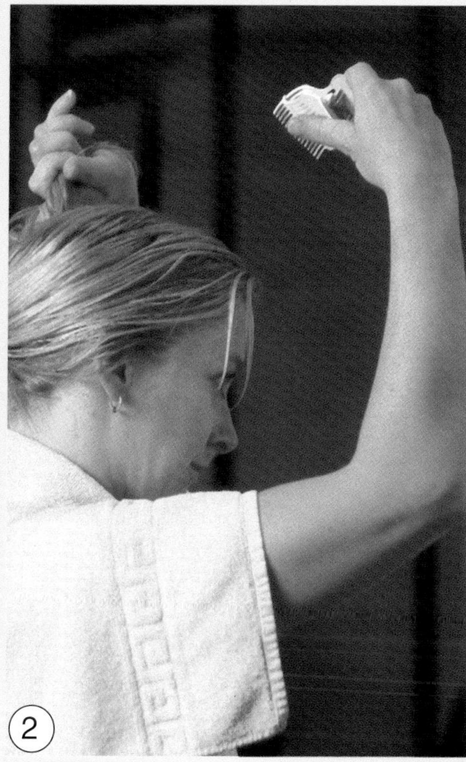

2

❶ *Martina streicht die Kur mit den Fingerspitzen ins Haar* ❷ *Bevor Alufolie und Handtuch über den Kopf gestülpt werden, bindet man die Haare hoch* ❸ *Die Kur wirkt intensiver, wenn man sie in einzelne Strähnen knetet und als Korkenzieher zusammenbindet*

Föhnen will gelernt sein

„Übung macht den Meister." Dieses Sprichwort trifft auch auf das Föhnen zu. Erst wenn man die Technik beherrscht und viele Kniffe kennt, wird die Arbeit mit Föhn und Rundbürste zum Kinderspiel. Ausgestattet mit den richtigen Utensilien (Rundbürsten verschiedener Größen und einem leistungsstarken Föhn), verleiht das so genannte Brushing kurzem, mittel- und schulterlangem glattem, aber auch leicht gewelltem Haar Volumen und Spannkraft. Und so wird's gemacht:
Kopf nach vorn, die nassen Haare vom Nacken aus über den Hinterkopf gegen den Strich bürsten und föhnen, bis sie halb trocken sind. Das Haar abteilen, Strähne für Strähne über die Rundbürste wickeln. Gerhard Meir gibt zu bedenken: „Die Haarspitzen sorgfältig um die Rundbürste drehen, sonst können sie brechen." Jetzt zieht man das Haar mit leichtem Druck gegen die Wuchsrichtung über die Bürste und lässt die Warmluft des Föhns vom Haaransatz in Richtung Spitzen blasen. Die Prozedur muss dann so lange wiederholt werden, bis die Haare trocken sind.
Um dem Haar mehr Spannung zu verleihen, empfiehlt Gerhard Meir folgenden Trick: „Die Rundbürste mit den darüber gewickelten Strähnen am Haaransatz mit einem Klipp befestigen und warten, bis das Haar ausgekühlt ist." Nach etwa zehn Minuten stellt sich der optimale Erfolg ein: Stand und Volumen vom Haaransatz bis zu den Spitzen.
Jetzt muss das Haar noch einmal gegen den Strich gebürstet und geföhnt werden. Fertig ist die perfekte Frisur!

Die richtigen Bürsten

Das Sortiment der Bürsten (Naturhaar und Kunsthaar) richtet sich nach Beschaffenheit und Länge der Haare: Bei kurzem, aber auch dünnem und feinem Haar eignen sich am besten kleine Rundbürsten. Sie bringen Schwung und Locken bis in die Spitzen.
Mittellange und schulterlange Haare, glatt oder naturgelockt, sollte man über mittelgroße oder ganz dicke Bürsten föhnen. Dadurch kommt Stand bis in den Haaransatz.
Bei langem Haar lohnt sich die Prozedur des Föhnens mit der Rundbürste nicht. Es ist zu schwer, fällt nach dem „Brushing" gleich wieder zusammen. Besser: eine Flachbürste. Mit leichtem Druck gegen den Haaransatz gepresst und geföhnt, kommt Schwung und Volumen ins Haar.
„Vom Föhnen abraten kann ich nur bei dauergewelltem Haar", sagt Starfigaro Meir. „Das Haar ist durch die Dauerwelle schon strapaziert genug. Man sollte es nicht zusätzlich reizen."

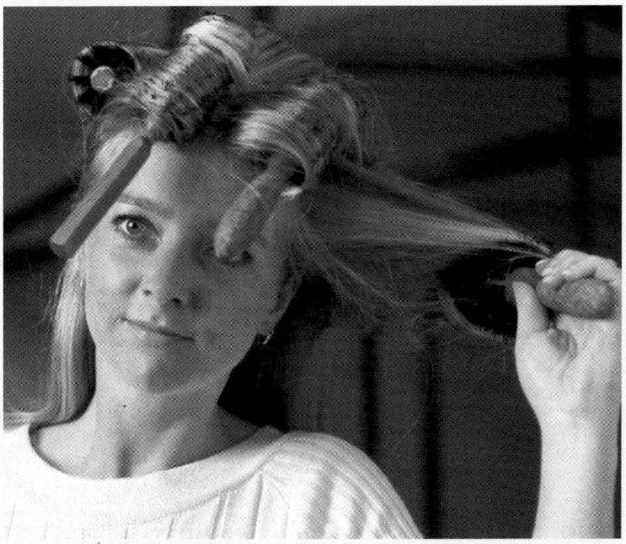

So kommt Stand und Volumen ins Haar: Martina verwendet zum Föhnen mehrere Bürsten, die bis zum Auskühlen im Haar stecken bleiben

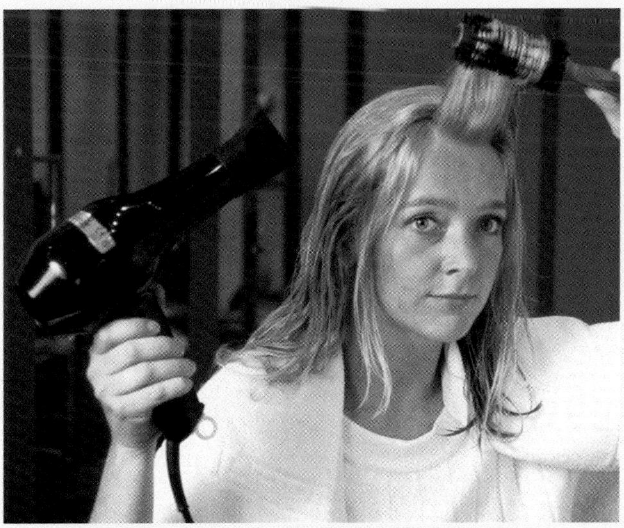

Martina zeigt, wie man richtig föhnt: Die Spitzen vorsichtig über die Rundbürste drehen, während die Warmluft des Föhns ins Haar bläst

Der richtige Föhn:
Ein guter Föhn ist leistungsstark (bis zu 2000 Watt), leicht und leise, liegt gut in der Hand und lässt sich leicht bedienen.
Je kräftiger der Luftstrom, desto niedriger sollte die Temperatur beim Föhnen sein. Denn „Heißluft" schadet dem Haar. Die äußere Schuppenschicht bricht auf, die Spitzen werden porös. Für Arme und Hände gibt es ein anderes Problem: Ein schwerer Föhn lässt sie schnell ermüden. Und weil die Ohren sehr empfindlich sind, ist geringe Lautstärke gefragt.
Schwierig: die Handhaltung beim Föhnen. Prüfen Sie, ob der Föhn bequem in der Hand liegt, das Kabel lang genug und der Schalter einfach und schnell zu bedienen ist. Mindestens drei Temperaturstufen braucht man: Zum Vortrocknen die „Heißluftstufe", zum Trocknen über die Rundbürste eine mittlere Stufe und zum Abkühlen der trockenen, über die Bürste gerollten Strähnen eine Kaltstufe.
Außer dem normalen Föhn gibt es auch „Kombigeräte" (Föhn und Bürste in einem). Wer glaubt, damit besser umgehen zu können, sollte es ausprobieren.
Zum Trocknen von Dauerwellen und stark naturkrausem Haar sollte man Geräte mit einem Diffusor-Aufsatz (eine große Düse mit wirbelndem Luftstrom) benutzen. Sie lassen das Haar in natürlichen Locken und Löckchen fallen, ohne es zu zerrupfen.

Das Geheimnis der Lockenwickler

Eine Alternative zu Rundbürste und Föhn: Lockenwickler. Egal, ob das Haar kurz, mittellang, schulterlang oder sehr lang ist. Auch die Beschaffenheit des Haares (stark, fein, glatt, naturgekraust oder dauergewellt) spielt keine Rolle. Wickler zaubern sowohl Volumen als auch natürlich fallende große und kleine Locken ins Haar – wenn auch nur für eine relativ kurze Zeit.

Die Wickler
Mit federleichten Klettwicklern (selbsthaftende Wickler), Kunststoffwicklern (mit biegsamem Verschluss) und „Papillotten" (weiche, biegsame Stäbchen, die man auch für die Dauerwelle hernimmt) sind nasse Haare immer richtig gewickelt.
Und so wird's gemacht:
Das nasse Haar leicht mit dem Föhn oder an der Luft vortrocknen. Mit einem Stielkamm einzelne Strähnen (der Lockenwicklerlänge angepasst) abteilen. Dann mit dem Wickeln vorn am Oberkopf beginnen. Die Haare dabei straff – aber sehr vorsichtig – von der Kopfhaut wegziehen. Jetzt die Spitzen vorsichtig über die Rolle legen und senkrecht bis zum Ansatz einwickeln. Aufgepasst bei Kunststoffwicklern mit Bügeln und „Papillotten": Bügel oder Gummibändchen können Knicke hinterlassen, wenn sie zu stark aufs Haar drücken.

Die richtige Trockenhaube für zu Hause
Ideal, weil Föhnen viel zu umständlich ist: Die Plastiktrockenhaube für zu Hause. Natürlich sollte sie handlich und leicht zu bedienen sein. Ein langes Kabel muss für die Bewegungsfreiheit im Hause sorgen. Der Hit: moderne Plastikhauben, die kaum spürbar über den Lockenwicklern schweben. Über einen eingebauten Föhn strömt warme Luft in aufblasbare Plastikkammern. Die Haare trocknen, während man kocht oder andere Dinge im Haushalt erledigt. Nach der Wärmephase unter der Haube braucht das Haar dringend Abkühlung (je nach Haarstärke und -länge fünf bis zehn Minuten). Der Grund: Die erwärmten Hornstoffe müssen sich erst wieder festigen, um der „gewickelten" Form den gewünschten Stand geben zu können. Jetzt kurz durchfrisieren – fertig ist die perfekte Frisur.

Bunt, federleicht und in allen Größen: die praktischen Klettwickler. Model Renata gefällt sich offensichtlich mit den vielen Rollen, die Volumen ins Haar zaubern

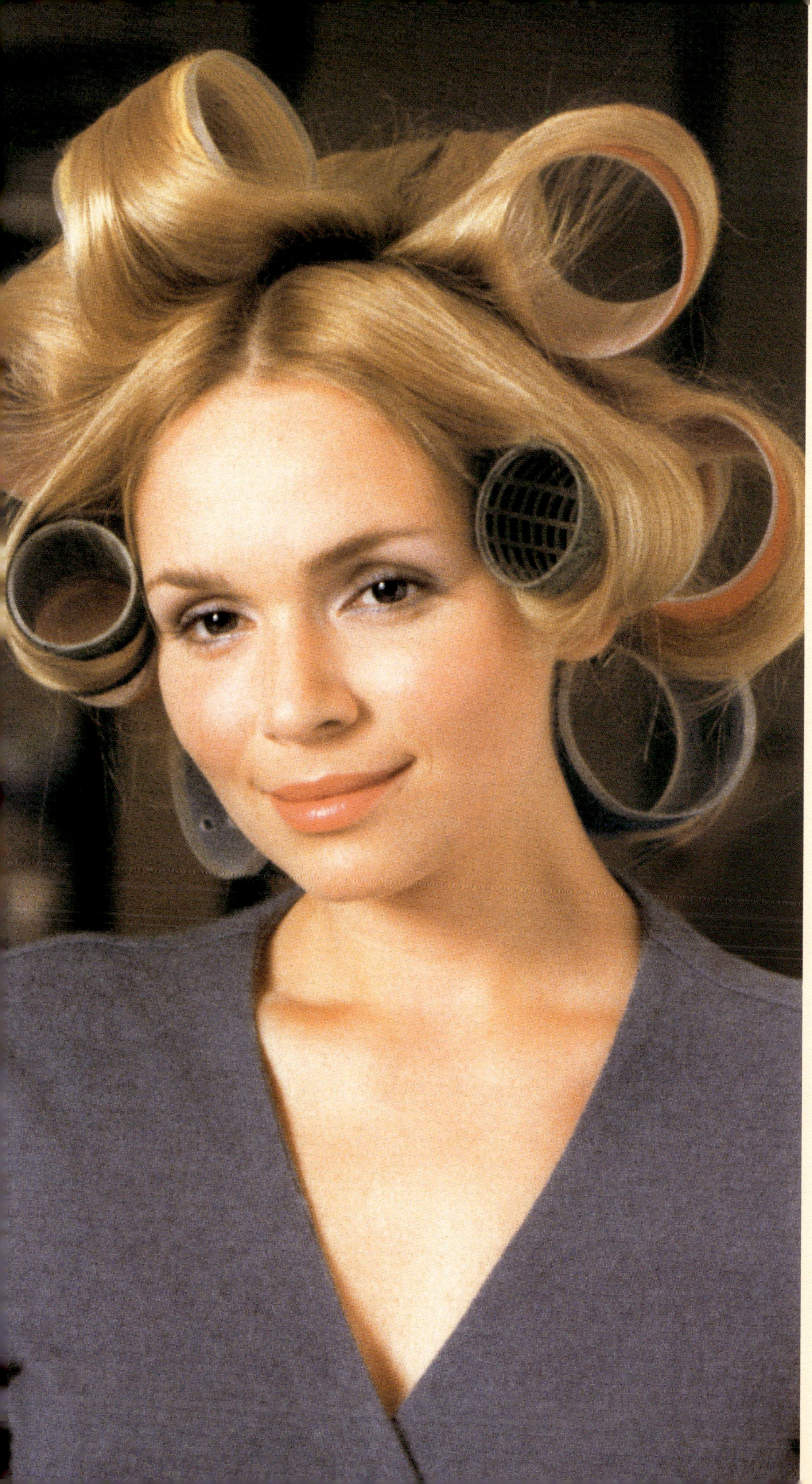

Auf die Rolle kommt's an

- *Mittellanges, schulterlanges und ganz langes Haar auf* ***große Wickler*** *gedreht, gewinnt Volumen, egal, ob es dick oder dünn ist. In die Spitzen kommt Sprungkraft, sie wippen. Locken gibt es allerdings nicht.*
- *Mit* ***mittelgroßen Wicklern*** *erzielt man bei diesen Haartypen große Locken oder sanfte Wellen. Kurze Haare bekommen mehr Fülle.*
- *Bei naturkrausem oder dauergewelltem Haar lässt sich mit* ***großen und mittelgroßen Wicklern*** *ein wunderschöner Lockenkopf stylen.*
- *Sollen sich glatte Haare – dünn oder dick, kurz, mittellang, schulterlang oder ganz lang – in eine anhaltende Lockenpracht verwandeln, helfen* ***extrem dünne Wickler.*** *Ideal in diesem Fall:* ***Dauerwellenwickler.***

Die heiße Rolle:

Elektrowickler sind der Hit

Die heimlichen Favoriten: elektrische Lockenwickler. Wer wenig Zeit hat, mit Föhn und Rundbürste nicht umgehen kann und sich auch mit dem Wickeln nasser Haare nicht anfreunden kann, für den empfiehlt Gerhard Meir elektrische Lockenwickler: „Damit lässt sich jedes Haar perfekt stylen."

Wickler nach Maß

Von kleinen über mittlere bis zu ganz großen Wicklern reicht das Sortiment in den praktischen Plastiksets. Für jeden Lockenwunsch und Haartyp ist etwas dabei. Voraussetzung beim Handling: Die Haare müssen trocken und das Heizsystem (der Unterbau, auf dem die Wickler stecken) muss via Kabel an den Strom angeschlossen sein.
Das Wickeln ähnelt dem bei nassem Haar: In kleine Strähnen unterteilt, rollt man die Haare von vorn nach hinten auf die vorgeheizten Wickler. Gut ausgekühlt und vorsichtig ausgerollt, entfaltet das Haar eine enorme Spannkraft und Fülle.

Warmluftstyler und Lockenstab

Die „heiße Rolle" gibt es auch als „Warmluftstyler" und „Lockenstab". Über ein Kabel an den Strom angeschlossen, gelangt durch den Stab warme Luft in den Stylingaufsatz. Beim Lockenstab erwärmt sich die Rolle (Bürstenkopf oder glatte Oberfläche) über ein eingebautes Heizsystem. Doch aufgepasst: Wer den Lockenstab benutzt, muss die Haare vorher trocknen. Beim Warmluftstyler kann das Haar auch feucht sein.
Das Handling von Stylern und Lockenstab ist anstrengend und deshalb nicht ungefährlich fürs Haar: Der Stab muss so lange mit der Hand auf dem Kopf festgehalten werden, bis die „heiße Rolle" ausgekühlt ist. Weil es schnell gehen soll, werden die Haare oft ruckartig ausgewickelt und ausgerissen.
Weniger gefährlich: die glatten Stäbe. Sie wellen das Haar zu schönen „Korkenziehern". Doch das gelingt nur, wenn man die Technik beherrscht: Die Spitzen glatt über den Lockenstab wickeln, sonst können sie brechen. Das Ergebnis: ein Wellensalat.

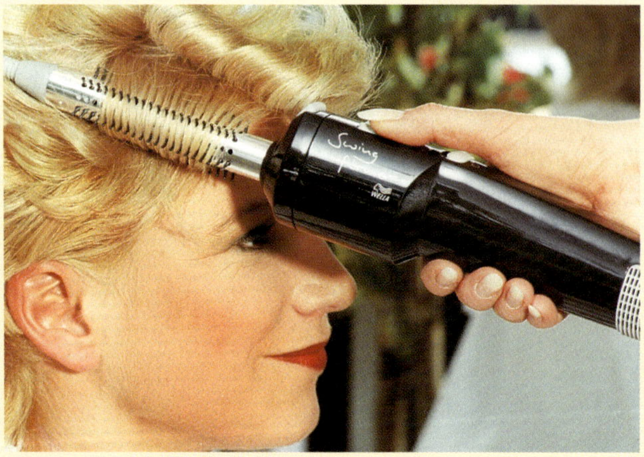

Vorsicht beim Auswickeln: die Haare aus dem Warmluftstyler mit Bürste langsam ausrollen

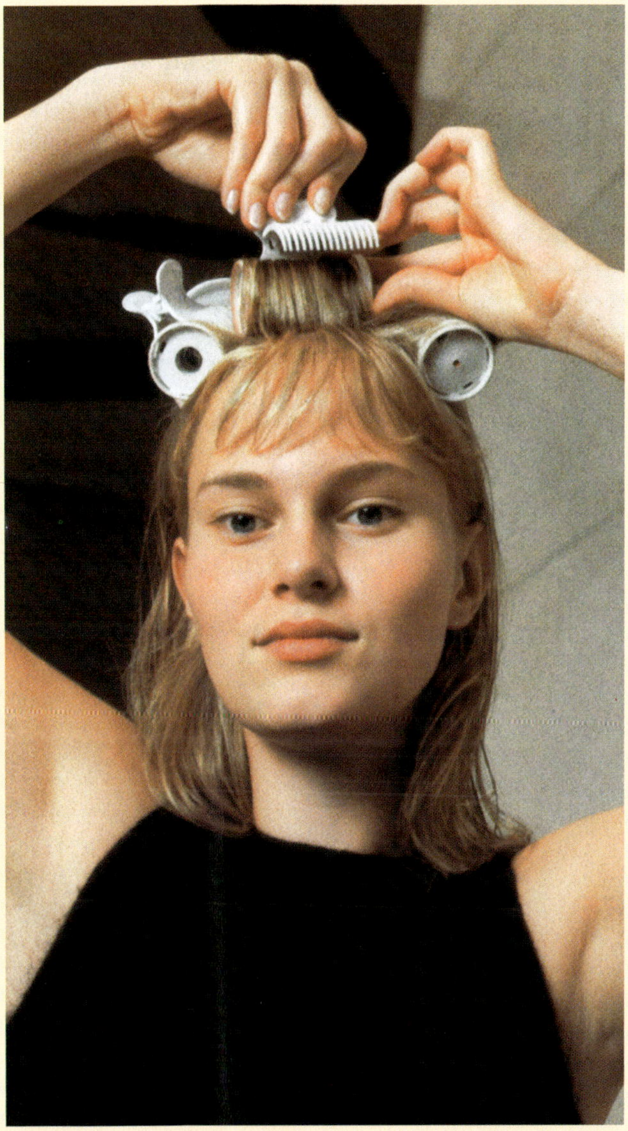

Sorgfältig – von vorn nach hinten – wickelt Model Michelle die trockenen Haarspitzen über die „heiße Rolle": Der kurze Pony wird über kleine Wickler gedreht, für die längeren Seitenhaare und das Deckhaar benutzt sie große Wickler

Tricks beim Frisieren

Vorsicht ist angesagt, bevor man zu Kamm oder Bürste greift:

- *Sollen die Locken dem zuvor glatten Haar nur Fülle und Stand verleihen, genügt es, sie nach allen Seiten hin kräftig auszubürsten. Gerhard Meir gibt zu bedenken: „Wenn das Haar zu stark gelockt ist, muss es zudem über die Rundbürste geföhnt werden."*
- *Mit einem großzinkigen Kamm wollen auf dünne Wickler gedrehte Haare „behandelt" werden, wenn die kleinen Locken in dieser Form bleiben sollen. Zur besseren Haltbarkeit empfiehlt Gerhard Meir: „Etwas Schaumfestiger auf die Spitzen geben, mit den Fingerspitzen leicht einkneten und in die gewünschte Form zupfen."*
- *Will man die mit Papillotten gewickelten Haare zum Afro-Kopf stylen, sollte man einen Stielkamm oder eine Bürste verwenden. Die krausen Haare verwirbeln noch mehr. Ergebnis: die gewünschte dichte Lockenpracht. Längere Haltbarkeit verspricht Meir, „wenn man vor dem Ausfrisieren etwas Haarspray in die Krause sprüht".*

Dauerwellenpflege:

Haarwäsche im Schongang

„Dauergewellte Haare sind so empfindlich wie ein Kinderpopo", sagt Gerhard Meir. Der von der chemischen Behandlung (siehe Seite 54) aufgeweichte Hornstoff des Haares braucht etwas Zeit, um sich zu regenerieren. Aus diesem Grund sollte man das Haar in dieser Phase weder bürsten noch kämmen. Föhn, Wickler und Lockenstäbe sind ebenfalls tabu.

Frühestens drei Tage nach der Dauerwelle darf man die Haare – egal, ob fein, normal oder stark – im Schongang waschen. Nässe lässt das ohnehin sehr empfindliche Haar zusätzlich aufquellen. Deshalb: Dauergewellte Haare nicht täglich waschen!

So wird's gemacht:

Ein spezielles Shampoo verwenden, nur wenig davon mit den Fingerspitzen am Haaransatz verteilen. Sanft einmassieren und mit lauwarmem Wasser gründlich ausspülen. Zum Schluss das Haar mit einem „Weichspüler", einer Spülung (siehe Seite 116), verwöhnen. Nach jeder dritten bis vierten Wäsche ist eine Haarkur (siehe Seite 116) fällig. Bei langen Haaren sollten die strapazierten Spitzen zusätzlich mit einem Anti-Spliss-Präparat behandelt werden. Sorgfältig gepflegt, lassen sich die nassen Haare mühelos auskämmen. Mit einem breitzinkigen Kamm oder einer Skelettbürste (Bürste mit abgerundeten Kunststoffborsten) das gelockte Haar vorsichtig entwirren, an der Luft oder mit einem Diffuser (Föhn mit Spezialaufsatz) trocknen. Ein Tipp von Gerhard Meir: „Die Locken halten länger, wenn man zum Schluss etwas Gel in die Haarspitzen knetet."

Achtung: Beim Sonnenbaden sollte das Haar mit einem Tuch oder Hut geschützt und nach dem Schwimmen in Chlor- oder Salzwasser immer gründlich ausgespült werden.

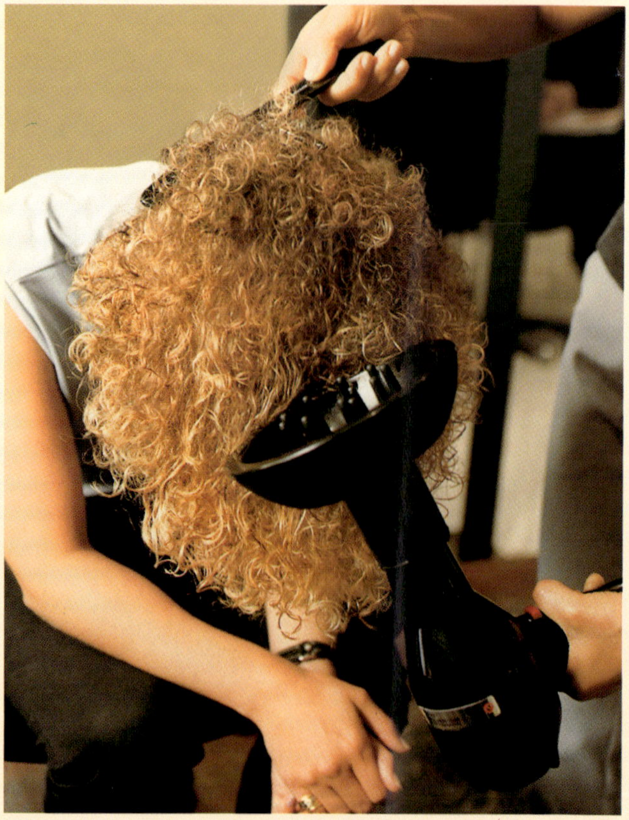

Mit einem Diffuser (Föhn mit Spezialaufsatz) getrocknet, erhält das dauergewellte Haar die gewünschte Form

Styling-Hilfen:

Haare halten besser mit Festiger und Spray

Kaum wegzudenken aus dem heutigen Haarpflege-Sortiment: Festiger, Gel, Wachs und Haarspray. Die vorwiegend mit synthetischem Harz angereicherten Styling-Hilfen sind völlig unschädlich fürs Haar. Sie lagern sich auf der Hornschicht ab mit dem Ergebnis: Die Haare werden dicker und fester. Auf den Haartyp abgestimmt und richtig dosiert, verleihen sie der Frisur längeren Halt und besseren Stand.

Festiger können alles

Als Allzweckwaffe hat sich der Festiger längst einen Namen gemacht: Er stärkt nicht nur das Haar und verleiht ihm Fülle. Er schützt es auch beim Föhnen vor Überhitzung und wehrt bei hoher Luftfeuchtigkeit einzelne Nässepartikel ab.

Die Festiger (flüssig oder als Schaum) sind einfach anzuwenden und sparsam im Verbrauch. Obwohl sich die Wirkstoffe beim „Flüssigen" und „Schaum" ähneln und die Zusammensetzung kaum anders ist, gibt es doch einen Unterschied: Die flüssigen Festiger träufelt man ins nasse Haar, Schaumfestiger benutzt man auch bei trockenem Haar.

Die kleinen Unterschiede

Flüssige Festiger für normalen, starken und extrastarken Halt gibt es in kleinen Portionsfläschchen oder mit Sprühaufsatz in der Dose. Ideal für alle Frisuren. Ebenfalls flüssig, doch speziell für Föhnfrisuren: Brushing-Lotions. Sie bringen mehr Stand ins geföhnte Haar. Flüssig ist auch die Setting-Lotion, ein Spezialprodukt für gewickeltes Haar. Die Locken bleiben in der gewünschten Form, sind fester und halten länger. Forming-Mousse oder Setting-Foam nennt man Schaumfestiger für trockenes und feuchtes Haar. Ideal für Locken- und Föhnfrisuren. Bei Locken besonders, wenn die Haare schon fast trocken sind. „Etwas Schaumfestiger in die Spitzen geknetet, lassen sich tolle Styling-Effekte erzielen", verrät Gerhard Meir, der mit seinem eigenen, mit Mineralstoffen und Fruchtextrakten angereicherten Setting-Foam arbeitet.

Die richtige Dosierung

Im Gegensatz zu den „Flüssigen" muss man beim Schaum auf die Dosierung achten: Bei kurzem und mittellangem Haar genügt ein Schaumklecks in Tennisballgröße. Für schulterlanges und langes Haar braucht man die doppelte oder dreifache Menge. Aufgepasst: den Schaum erst in den Handflächen verreiben, dann im Haar verteilen.

Gel setzt Akzente

Besonders beliebt bei Kurzhaar- und Lockenfrisuren: Auffällige Akzente. Mit Wet-Gel erzielt man einen feucht glänzenden Effekt.

Styling-Hilfen:
Haare halten besser mit Festiger und Spray

Nass-Look total ist angesagt, wenn das gegelte glatte Haar dicht am Kopf anliegt. Etwas dezenter: einzelne Strähnen oder Spitzen mit Wet-Gel betupfen und zu leichten Locken geformt aus dem Haarschopf zupfen. Vorsicht: Wet-Gel sieht nur in dunklem, vollem Haar gepflegt aus. Feines, aschblondes Haar wirkt strähnig und schmuddelig.
Wer einen Stehpony oder einen gelockten Igelkopf stylen will, sollte das alkoholfreie, mit Fruchtextrakten angereicherte „Styling-Gel" von Gerhard Meir ausprobieren. Tolle Wirkung bei dichtem, vollem Haar.

Festes Haar durch Wachs
Der Vorteil von Wachs: glänzende Haare mit mehr Stand. Und so wird's gemacht: Etwas Wachs in den Handflächen verreiben, das Deckhaar oder einzelne Strähnen einstreichen. Optimal bei dickem natur- oder dauergewelltem Haar: Es lässt sich leichter bändigen. Bei feinem Haar heißt es aufgepasst: Wachs bringt zusätzliche Schwere ins Haar.
Etwas weicher als Wachs: Gel-Wachs. Im Effekt ähnlich, in der Anwendung einfacher durch seine leichtere Struktur.
Von sich reden machte in letzter Zeit die Strukturkrem – eine Mischung aus Festiger und Wachs. Sie stärkt das Haar, verleiht ihm Glanz und klebt nicht.

Haarspray – das „Sahnehäubchen" beim Frisuren-Finish

Es ist sparsam, vielseitig und immer noch aktuell: das Haarspray. Als Sahnehäubchen beim Frisuren-Finish ist es seit seiner Erfindung unschlagbar. Gemeinsam mit dem Haarlack (einer modischen Variante) ist es als Styling-Mittel für viele Frisuren unentbehrlich. Je nach Bedarf lässt es sich bei jedem Haartyp verwenden:

- *Glattes Haar erhält mehr Fülle, wenn man Spray für „mittleren Halt" in den Haaransatz sprüht.*
- *Bei feinem und längerem Haar gilt: Das gesamte Haar mit Spray fixieren.*
  So wird's gemacht: Kopf nach vorn beugen, vom Unterhaar bis zu den Spitzen einsprühen. Die Haare ruckartig nach hinten werfen, jetzt noch kurz übers Deckhaar frisieren.
- *Geföhntes und gewickeltes Haar: Vor dem Einsprayen kräftig schütteln, in Form bürsten und mit einem Hauch von Spray oder Haarlack besprühen.*
- *Bei „Sturmfrisuren" (stark toupierte oder wegstehende Haare) gilt: von allen Seiten ansprühen mit Sprays für „starken Halt" oder extrastarkem Haarlack.*
- *Für feine, fliegende Haare: Haarspray mit „leichtem Halt". Einsprühen, kurz warten, leicht ausbürsten, frisieren.*

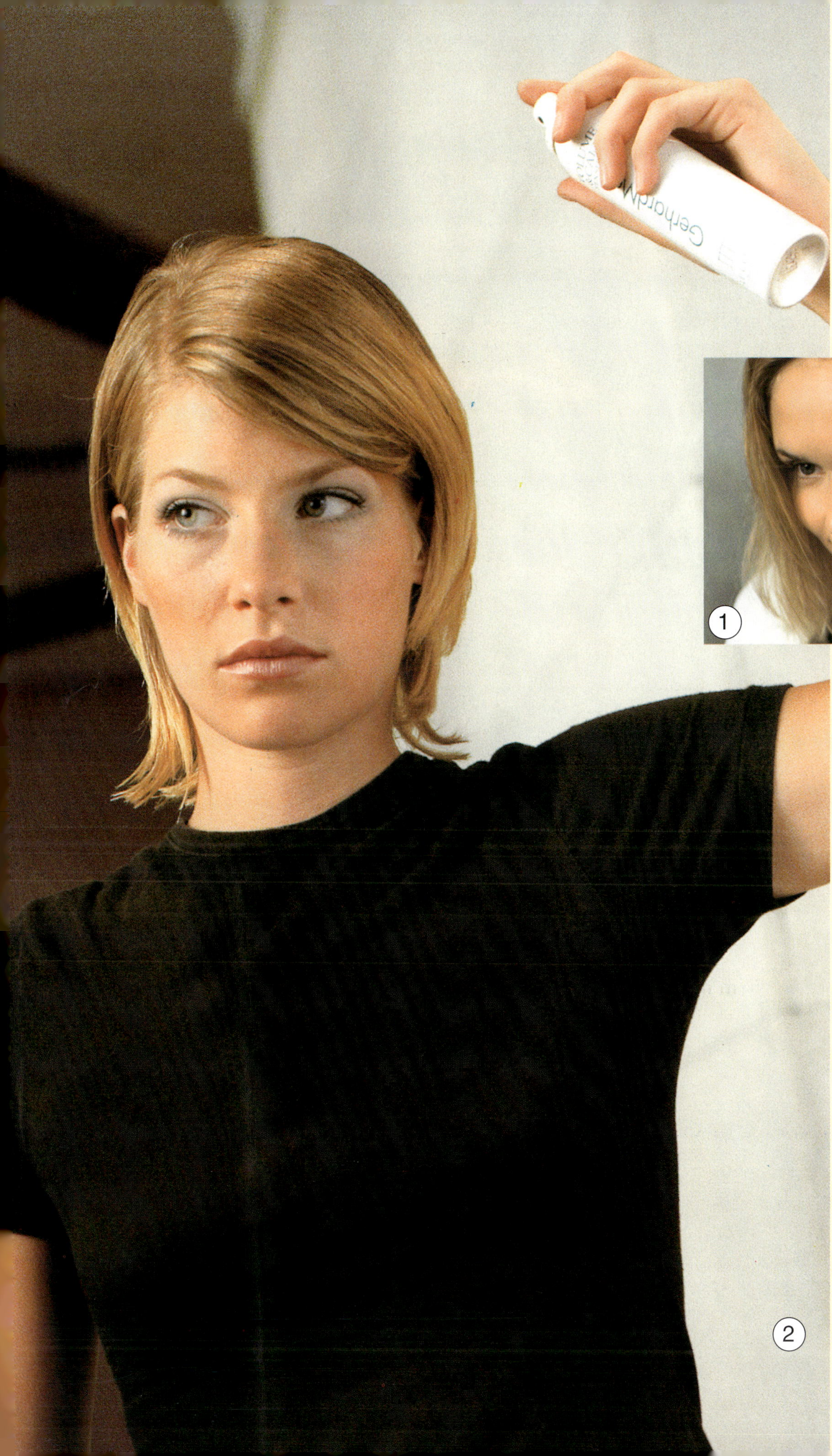

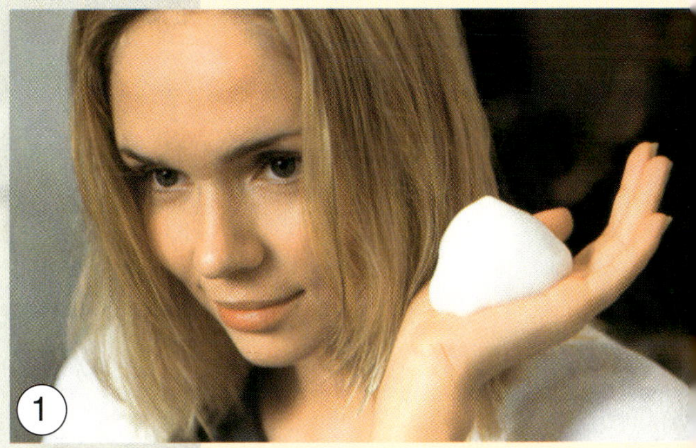

❶ Beim Schaumfestiger kommt's auf die richtige Dosierung an. Model Renata hält die richtige Menge in der Hand
❷ Egal, ob die Haare fein oder kräftig, gewellt oder glatt sind: Haarspray braucht man zum Frisuren-Finish. Model Jessica zeigt, wie man es richtig macht: Die Spraydose zwanzig bis dreißig Zentimeter vom Kopf entfernt halten, die Haare gleichmäßig einsprühen

Register